中国结核病
预防性治疗指南

组织编写 | 中国疾病预防控制中心
结核病预防控制中心

主 编 徐彩红 赵雁林

人民卫生出版社
·北京·

图书在版编目（CIP）数据

中国结核病预防性治疗指南 / 徐彩红，赵雁林主编
. —北京：人民卫生出版社，2023.2（2025.1重印）
ISBN 978-7-117-34155-4

I.①中… Ⅱ.①徐…②赵… Ⅲ.①结核病—预防
（卫生）—指南②结核病—治疗—指南 Ⅳ.①R52–62

中国版本图书馆 CIP 数据核字（2022）第 229432 号

人卫智网	www.ipmph.com	医学教育、学术、考试、健康，购书智慧智能综合服务平台
人卫官网	www.pmph.com	人卫官方资讯发布平台

中国结核病预防性治疗指南
Zhongguo Jiehebing Yufangxing Zhiliao Zhinan

主　　编：徐彩红　　赵雁林
出版发行：人民卫生出版社（中继线 010-59780011）
地　　址：北京市朝阳区潘家园南里 19 号
邮　　编：100021
E - mail：pmph @ pmph.com
购书热线：010-59787592　010-59787584　010-65264830
印　　刷：北京铭成印刷有限公司
经　　销：新华书店
开　　本：710 × 1000　1/16　　印张：7
字　　数：94 千字
版　　次：2023 年 2 月第 1 版
印　　次：2025 年 1 月第 7 次印刷
标准书号：ISBN 978-7-117-34155-4
定　　价：39.00 元
打击盗版举报电话：010-59787491　E-mail：WQ @ pmph.com
质量问题联系电话：010-59787234　E-mail：zhiliang @ pmph.com
数字融合服务电话：4001118166　E-mail：zengzhi @ pmph.com

《中国结核病预防性治疗指南》
编写委员会

主　编　徐彩红　赵雁林
副主编　夏愔愔　胡冬梅
编　者（以姓氏笔画为序）

马樱子	王巧智	王晓林	王朝才	王新旗	成　君
朱青青	刘　洁	许　琳	许　琰	孙定勇	孙彦波
杜　昕	杜永成	杜经丽	李　琦	李进岚	李栋梁
李燕明	吴成果	何旺瑞	沈　鑫	张　帆	张　慧
张晓萌	陆　伟	陈　彬	陈　静	陈　燕	陈仲丹
陈明亭	陈海峰	范　君	欧喜超	竺丽梅	周　林
周丽平	庞学文	郑建刚	赵雁林	胡代玉	胡冬梅
贺晓新	耿　红	夏　岚	夏　辉	夏愔愔	徐吉英
徐彩红	高　磊	高志东	高孟秋	崔晓敬	梁建琴
屠德华	温文沛	靳晓伟	鲍方进	谭卫国	戴志松

前　言

　　结核病是严重危害人民群众健康的慢性传染病,是全球重大公共卫生问题之一。据估算,全球约有 1/4 的人感染了结核分枝杆菌,每年新发结核病患者数约 1 000 万。我国是全球结核病高负担国家之一,肺结核报告发病数位居甲乙类传染病第二位,同时我国也是全球结核潜伏感染负担最重的国家之一,结核病防治形势严峻。

　　在过去的半个多世纪,预防结核病的最主要措施是通过早期发现和治疗结核病患者以减少其在人群中的传播。其次是新生儿卡介苗接种,但卡介苗的保护作用主要体现在减少儿童发生结核性脑膜炎和血型播散性肺结核等重症结核病,其对成人的保护作用和效率在不同人群中差异较大。

　　随着终结结核病流行策略的提出,结核病防治逐步将关口前移,在关注积极发现和治疗结核病患者的同时,也关注对结核分枝杆菌潜伏感染者进行预防性治疗,从而减少发病人数。对结核分枝杆菌潜伏感染者进行预防性治疗是终结结核病流行策略的关键措施之一,也是在具有良好保护效果疫苗问世之前降低结核病发病率不得不采取的手段,同时也是实现终结结核病流行目标和如期完成联合国结核病高级别会议目标的必要措施和重要行动。

　　自 2015 年以来,世界卫生组织先后更新发布了三版预防性治疗指南,以指导全球结核病预防性治疗工作。各国也正在积极探索如何高效快速推广预防性治疗方案。我国在《"十三五"全国结核病防治规划》《遏制结核病行动计划(2019—2022 年)》等文件中也明确提出要积极开展针对艾滋病病毒感染者/艾滋病患者、结核病高风险儿童等人群的预防性治疗试点。同时,在《中国结核病预防控制工作技术规范(2020版)》和《中国结核病防治工作技术指南(2021年)》中也明确了我国现阶段预防性治疗的重点人群和适宜技术等。

为切实落实《中国结核病预防控制工作技术规范(2020版)》关于结核病预防性用药的要求,引导、规范各级各类医疗机构有序开展结核病预防性治疗,中国疾控中心结核病预防控制中心组织防治、临床、基础领域相关专家,以世界卫生组织相关指南为基础,结合我国结核病防治实际情况和各地既往的相关实践,以《中国结核病防治工作技术指南(2021年)》为蓝本,编撰了《中国结核病预防性治疗指南》,旨在为各级各类开展结核分枝杆菌潜伏感染者预防性治疗的机构提供技术政策和实践操作指导。本书是一本集科学性、实用性和操作性于一体的实践操作指南,可供各级卫生健康部门、医疗机构、疾病预防控制机构、基层医疗卫生机构等使用。

本书在编写过程中得到很多专家的大力支持,也收到了很多专家的宝贵意见,在此一并表示感谢!

编者

2023年2月

缩略词

名称	内容
结核分枝杆菌潜伏感染	latent tuberculosis infection，LTBI
结核分枝杆菌	mycobacterium tuberculosis，MTB
人类免疫缺陷病毒	human immunodeficiency virus，HIV
耐多药结核病	multidrug resistant tuberculosis，MDR-TB
获得性免疫缺陷综合征	acquired immunodeficiency syndrome，AIDS
结核菌素皮肤试验	tuberculin skin test，TST
结核抗原皮肤试验	TB antigen-based skin test，TBST
纯化蛋白衍生物	purified protein derivative，PPD
纠偏空间统计推断模型	biased sample hospital-based area disease estimation，B-SHADE
卡介苗	Bacille Calmette-Guérin，BCG
非结核分枝杆菌	nontuberculous mycobacteria，NTM
重组结核杆菌融合蛋白	recombinant mycobacterium tuberculosis fusion protein，EC
γ干扰素释放试验	interferon-γ release assay，IGRA
酶联免疫吸附试验	enzyme linked immunosorbent assay，ELISA
酶联免疫斑点试验	enzyme-linked immunospot assay，ELISPOT
核糖核酸	ribonucleic acid，RNA
异烟肼	isonicotinic，INH
利福平	rifampicin，RFP
谷丙转氨酶	alanine aminotransferase，ALT
结核病预防性治疗	tuberculosis preventive therapy，TPT
世界卫生组织	World Health Organization，WHO

目　录

第一章 概 述

据估算,全球约有四分之一的人口感染了结核分枝杆菌,我国结核分枝杆菌感染人数超过 2 亿,如果不采取有效的干预措施,感染者将成为结核病源源不断的"患者库",世界卫生组织(World Health Organization,WHO)在全球终止结核病流行策略中将高危人群预防性治疗作为优先事项,我国"遏制结核病行动计划(2019—2022 年)"也提出相关要求。

第一节 结核分枝杆菌感染流行病学

一、结核分枝杆菌感染概念

结核分枝杆菌潜伏感染(latent tuberculosis infection,LTBI)是指机体内感染了结核分枝杆菌(mycobacterium tuberculosis,MTB),但没有发生临床结核病症状和体征,在临床细菌学和影像学方面也没有活动性结核病的证据。虽然绝大多数结核分枝杆菌感染者没有结核病的症状和体征,不具有传染性,但是具有进展为活动性结核病的风险。

二、结核分枝杆菌潜伏感染现状

(一)全球结核潜伏感染情况

据 Houben 等估算,全球 LTBI 人数约 17 亿,占全球人口的

23%。其中东南亚地区、西太平洋地区和非洲地区的感染率较高，占全球感染人数的80%。这些地区一般人群的潜伏感染率均在20%以上，而中东地区、美洲和欧洲一般人群的潜伏感染率在17%以下。

（二）我国结核感染情况

据Houben等估算，我国结核分枝杆菌潜伏感染率约为26%，是全球LTBI负担最重的国家之一，这些潜伏感染者可进一步发展为活动性结核病，成为潜在的传染源，从而给国家造成更严重的社会经济负担。

第四次全国结核病流行病学调查结果显示，结核菌素皮肤试验（tuberculin skin test，TST）≥6mm的比例为45%；全年龄组的感染率随年龄的增长而增高，0~14岁儿童的感染率为9%，45岁组达到最高峰；城市人口的感染率（57%）高于农村人口感染率（36%）。

综合2013年多中心基于γ干扰素释放试验（interferon-γ release assay，IGRA）的LTBI流行病学调查数据和2013—2019年全国各县（区）肺结核报告发病率等多源数据，采用三位一体空间统计框架利用纠偏空间统计推断模型（biased sample hospital-based area disease estimation，B-SHADE）估算全国结核分枝杆菌潜伏感染率，结果显示，2013年我国5岁及以上人群结核分枝杆菌潜伏感染率为18.08%；15岁及以上人群结核分枝杆菌潜伏感染率为20.34%，呈现出随着年龄增长而升高的趋势，男性高于女性。

三、结核病预防性治疗的必要性

绝大多数结核分枝杆菌感染者没有结核病的症状和体征，不具有传染性，但有进展为活动性结核病的风险。一些研究表明，有5%~10%的感染者会在其一生中发展成为活动性结核病，大部分发生在初次感染后5年内；在结核病低风险环境下，1年、2年和5年的累积发病的风险分别为45%、62%和83%。由此可见，LTBI是潜在的结核病患者库。

有研究表明，针对LTBI人群开展预防性治疗（tuberculosis

preventive treatment, TPT) 可以获得 60%~90% 的保护效果, 从而降低结核病发病率。WHO 提出 2035 年在全球终止结核病流行, 在目前缺乏有效疫苗的情况下, 开展 TPT 是快速降低结核病发病率、终止结核病流行的关键干预措施之一。对 LTBI 人群开展 TPT 能够将关口前移, 从源头上减少传染源的产生。预防性治疗策略需要平衡 TPT 的潜在好处与患结核病和服用 TPT 药物不良事件的风险, 统筹考虑我国结核病流行情况和可用的卫生资源, 在我国现阶段, 针对结核病发病高风险人群以及近期感染人群进行干预, 从而降低其结核病发病风险是切实可行的预防性治疗措施。

第二节 结核病预防性治疗策略

一、全球结核病预防性治疗策略

WHO 将结核病预防性治疗作为实现 "终止结核病流行策略" 目标的关键干预措施之一, 并要求各国在 2018 年联合国高层会议上承诺到 2022 年至少为 3 000 万人提供结核病预防性治疗, 其中包括 2 400 万结核病患者的密切接触者和 600 万艾滋病病毒 (即人类免疫缺陷病毒, human immunodeficiency virus, HIV) 感染者。

全球结核病预防性治疗策略核心要素主要包括:

1. 将结核病预防性治疗纳入国家结核病防治规划 各国在制定结核病防治规划时应考虑将结核病预防性治疗内容作为重要部分纳入。

2. 实施多部门合作 将所有利益相关方纳入支持预防性治疗框架, 扩大预防性治疗的覆盖范围。

3. 明确结核病预防性治疗策略和措施 确定高风险人群和预防性治疗对象, 采取适宜的结核感染筛查技术和预防性治疗方案, 制定包含目标人群筛查、排除活动性结核病、提供预防性治疗、监测不良事件和监测评估等内容的流程。

4. 试剂和药品的连续供应 将 LTBI 筛查试剂和预防性治疗药品纳入国家基本药物目录,确保检测试剂和药品的连续供应。

5. 加大培训力度 开展培训需求调研,对政策制定者、医护人员以及社区卫生工作者等开展培训。

6. 开展监测与评价 适时更新国家监测评价系统,收集并监测预防性治疗进展、不良反应事件等。

二、中国结核病预防性治疗策略

我国作为全球结核病高负担国家之一,在总结和评估结核病预防性治疗试点经验的基础上,参考全球结核病预防性治疗策略,制定适合我国结核病防治形势的预防性治疗策略。

1. 加强政府承诺和政策保障 强化政府组织领导,将结核病预防性治疗纳入结核病防治规划,并通过"政府投入为主,多渠道筹资"的工作机制给予经费保障。

2. 加强多部门合作 建立卫生健康、财政、科技、医保、教育、司法、公安等部门在结核病预防性治疗方面的合作机制,各部门各司其职、各负其责,切实保障预防性治疗工作的逐步推广。卫生健康部门和疾病预防控制部门做好结核病预防性治疗的组织实施和技术保障;财政部门做好结核病预防性治疗的经费保障;科技部门统筹协调结核病预防性治疗科研项目实施;医保部门完善医保政策,将感染检测试剂以及利福喷丁等预防性治疗药物纳入国家基本药物目录;教育、司法和公安等部门配合卫生健康部门落实学校和监管场所等重点区域的结核病预防性治疗措施。

3. 科学开展结核感染筛查和判定预防性治疗目标人群 在知情同意的前提下,逐步扩大结核感染检测和预防性治疗的范围,特别是 HIV 感染者及 AIDS 患者、活动性结核病患者的密切接触者等新近感染者,免疫力低下的高危人群,以及监管人员、卫生工作者、学生和儿童等重点人群。

4. 加强预防性治疗者的管理和不良事件监测 要加强对预防

性治疗者的管理,实施全程督导,确保治疗依从性。要加强不良反应的监测与处置,建立严重不良反应评估机制。

5. 开展全方位多途径健康促进　通过政府倡导、社会动员和健康教育,针对结核病预防性治疗开展健康促进,强化各级政府、各部门、公众以及预防性治疗者对预防性治疗重要性的认识,提升预防性治疗可行性、可接受性和依从性。

6. 实施全流程监测和评估　适时将结核病预防性治疗内容纳入中国疾病预防控制信息系统,做好预防性治疗者有关资料的收集与整理,并积极开展督导工作和专题调查,对辖区内预防性治疗工作开展情况进行监控与评价。

7. 加强科研和创新　积极发挥科技在结核病预防性治疗中的支撑作用,加强基础和应用性研究,设立针对结核病预防性治疗方面的研究课题,大力探索和推行适合中国人群的结核感染检测技术和预防性治疗方案,不断提升疗效和安全性。

第二章　机构任务

结核病预防性治疗是终止结核病流行策略的关键措施之一,开展结核病预防性治疗是一项系统工程,需要多部门通力配合,全社会共同参与。为了科学、有序、规范地开展结核病预防性治疗工作,明确相关机构在结核病预防性治疗中的具体任务,是保障科学有效开展结核感染筛查和预防性治疗的关键。

第一节　疾病预防控制机构

疾病预防控制机构主要指各级疾病预防控制中心的结核病防治(预防控制)中心(所、科)和独立设置的结核病防治院(所),在结核病预防性治疗工作中发挥"业务组织牵头"以及"行政桥梁纽带"作用,各级具体任务如下:

一、国家级疾病预防控制机构

1. 为制定结核病预防性治疗的有关法律、法规、政策、标准等提供科学依据和技术支持。
2. 组织编写国家结核病预防性治疗规范、指南和工作计划等。
3. 开展全国结核病预防性治疗业务培训和技术指导。
4. 开展全国预防性治疗工作监控评价。
5. 开展对结核感染筛查和预防性治疗的研究、评估及推广。

二、省级和地（市）级疾病预防控制机构

1. 组织编写省级／地（市）级结核病预防性治疗实施手册和工作计划等。

2. 确定本省／地（市）结核感染筛查和预防性治疗对象。

3. 组织开展本省／地（市）结核感染筛查、预防性治疗。

4. 开展结核病预防性治疗相关知识健康教育。

5. 开展结核病预防性治疗业务培训、技术指导、监控评价。

6. 开展结核病感染筛查和预防性治疗方面的科学研究。

三、县（区）级疾病预防控制机构

1. 确定本县（区）结核感染筛查和预防性治疗对象。

2. 负责结核感染筛查、预防性治疗的组织管理和实施。

3. 指导和协助基层医疗卫生机构做好督导用药管理。

4. 开展结核病预防性治疗相关知识健康教育。

5. 开展结核病预防性治疗业务培训和监控评价。

6. 开展结核病预防性治疗方面的科学研究。

第二节　结核病定点医疗机构

结核病定点医疗机构是指县（区）级及以上的地方卫生健康部门指定的负责本辖区结核病患者的诊断、治疗和管理的医疗机构。结核病定点医疗机构应符合《医疗机构管理条例》规定并达到呼吸道传染病诊疗和防护条件。定点医疗机构在结核病预防性治疗实施中主要任务如下：

一、省级和地（市）级结核病定点医疗机构

1. 开展并指导下级医疗机构实施结核感染筛查。

2. 开展并指导下级医疗机构实施预防性治疗和不良反应监测

与处置。

3. 开展结核病预防性治疗相关知识健康教育。

4. 协助疾病预防控制机构对学校等人口密集场所开展结核感染筛查和治疗管理等。

5. 协助疾病预防控制机构开展结核病预防性治疗业务培训、技术指导和监控评价等。

二、县(区)级结核病定点医疗机构

1. 开展结核感染筛查。

2. 对 LTBI 者进行健康教育,动员其进行预防性治疗。

3. 对需要进行预防性治疗者开展治疗前评估,对评估合格者实施预防性治疗,并进行信息登记。

4. 开展预防性治疗随访检查和不良反应监测与处置。

5. 指导和协助基层医疗卫生机构做好督导用药。

6. 协助疾病预防控制机构对学校等人口密集场所开展结核感染筛查和治疗管理等。

7. 协助疾病预防控制机构开展结核病预防性治疗业务培训、技术指导和监控评价等。

第三节 基层医疗卫生机构

基层医疗卫生机构是结核病防治的网底单位,包括社区卫生服务中心(站)、乡镇卫生院、村卫生室、医务室、门诊部和诊所等,在结核病预防性治疗实施中具体任务如下:

1. 按基本公共卫生服务项目要求,上门访视结核病患者时调查家庭接触者情况,并进行登记。

2. 宣传结核病、结核感染筛查和预防性治疗政策,动员家庭接触者等重点人群到结核病定点医疗机构进行筛查及后续处理。

3. 有条件的地区,可对结核病患者家庭密切接触者等重点人群开展结核感染筛查、预防性治疗和后续处理。

4. 对接受预防性治疗者进行督导用药。

5. 开展结核病预防性治疗相关知识健康教育。

第四节 其他医疗机构

其他医疗机构是指除结核病定点医疗机构之外的其他医疗机构,包括各类综合医院、妇幼保健院、中医院、慢病院(站)、社康中心和健康体检机构等,在结核病预防性治疗中主要任务如下:

一、综合和专科医疗机构

1. 对使用免疫抑制剂的患者、准备做器官移植或骨髓移植者、长期使用糖皮质激素者等结核病发病高风险人群开展结核感染筛查。

2. 对于因并发症或者合并症需要继续在综合和专科医疗机构治疗的感染者,进行预防性治疗前评估,对评估合格者开展预防性治疗、信息登记和后续管理工作。

3. 对接受预防性治疗者进行复诊管理、不良反应监测和处置,或将其转诊到指定机构进行预防性治疗及后续管理。

4. 开展结核病预防性治疗相关知识健康教育。

5. 对机构内医务人员开展结核病感染预防性治疗的健康教育。

二、艾滋病防治机构

1. 对 HIV 感染者 /AIDS 患者开展结核感染筛查,或将其转诊到结核病定点医疗机构进行结核感染筛查。

2. 对 LTBI 者以及其他需要进行 TPT 治疗的患者进行治疗前评估,对评估合格者开展预防性治疗、信息登记和后续管理工作,或将其转诊到结核病定点医疗机构进行预防性治疗。

3. 对接受预防性治疗者进行复诊管理、不良反应监测和处置。或将其转诊到指定机构进行预防性治疗后续管理。

4. 加强与结核病防治机构的密切配合。

5. 开展结核病预防性治疗相关知识健康教育。

三、学校及其他人员密集场所

学校和其他人员密集场所主要包括各级各类学校以及养老院 / 敬老院、福利院、精神病院、厂矿企业以及军队、羁押场所等。

1. 配合疾病预防控制机构开展肺结核病例调查、摸排密切接触者并予以登记。

2. 宣传结核感染筛查和预防性治疗政策,动员密切接触者进行筛查。

3. 组织密切接触者到指定机构开展结核感染筛查或者有条件单位可开展现场筛查。

4. 对 LTBI 者和监护人 / 家长进行健康教育,动员其进行预防性治疗。

5. 配合相关机构开展预防性治疗者定期复诊管理、不良反应监测与处置。

6. 在疾病预防控制机构和基层医疗卫生机构指导下开展预防性治疗督导用药管理。

第三章 预防性治疗目标人群和实施流程

预防性治疗对象的界定需要考虑当地结核病疫情特征及可用公共卫生资源情况等多种因素。从保护高危个体的角度,预防性治疗的对象主要是感染 MTB 后发病风险较高的人群,主要包括近期感染者和免疫抑制人群。从降低社区发病率的角度,还要考虑预防性治疗对象的发病人数在社区发病总人数中所占的比例。尤其是在结核病高负担地区,建立以降低社区发病率为目标的预防干预策略,预防性治疗对象还应考虑对疫情传播和社区发病影响较大的重点人群,如职业暴露人员、聚集性场所人员等。

第一节 预防性治疗目标人群

一、我国现阶段确定的预防性治疗目标人群

基于预防性治疗目标人群确定原则,充分考虑不同人群发生结核病的风险和我国现阶段国情,《中国结核病预防控制工作技术规范(2020 年版)》和《中国结核病防治工作技术指南(2021 年版)》优先推荐将以下人群作为预防性治疗的对象:

1. 与病原学阳性肺结核患者密切接触的 5 岁以下儿童结核感染者。

2. HIV 感染者及 AIDS 患者中的结核感染者,或感染检测未检出阳性但临床医生认为确有必要进行治疗的个体。

3. 与活动性肺结核患者密切接触的学生等新近感染者。

4. 其他人群　需使用抗肿瘤坏死因子单克隆抗体、长期透析治疗、准备做器官移植或骨髓移植者、矽肺患者以及长期应用糖皮质激素或其他免疫抑制剂治疗等 LTBI 者。

在上述重点推荐人群的基础上,各地区根据当地的具体情况,要重点关注病原学阳性肺结核患者的密切接触者,有条件的地区可以扩展到羁押人员等人群密集场所人员和医务人员等高暴露风险人员。

二、预防性治疗目标人群确定的参考依据

(一)与病原学阳性肺结核患者密切接触的 5 岁以下儿童

研究表明,无论年龄或 LTBI 状况如何,相较于普通人群,家庭密切接触者发展为活动性肺结核的风险更高;且与肺结核患者密切接触的 5 岁以下儿童结核感染和发病的风险明显高于其他年龄段的接触者,并且其罹患重症和播散性结核病的风险和死亡风险也更高。2015 年和 2018 年 WHO 发布的指南均建议与病原学阳性肺结核患者密切接触的 HIV 阴性的 5 岁以下儿童应接受预防性治疗;2020 年 WHO 再次发布《结核病预防性治疗指南》,指出无论 HIV 感染与否,与经细菌学确认的肺结核患者有家庭密切接触且没有活动性结核病的 5 岁以下儿童,应接受预防性治疗。

(二)HIV 感染者和 AIDS 患者

2011 年,WHO 首次提出对所有 HIV 感染者开展结核病预防性治疗的建议。2020 年,WHO 再次发布《结核病预防性治疗指南》,建议对 HIV 感染者的成人和青少年,不论是否进行 LTBI 检测,只要排除结核病,都应该进行结核病预防性治疗,包括孕妇和既往进行过结核病治疗的患者。对于小于 12 月龄的婴儿,如果是结核病的接触者或者处于结核病发病高风险环境下,在排除活动性结核病的前提下,也建议进行结核病预防性治疗。

HIV 感染者患结核病的概率是未感染者的 20 倍左右,结核病是

导致 AIDS 患者死亡最常见原因,占全部 HIV 死亡的三分之一左右。一项系统综述显示,在 HIV 感染者中开展预防性治疗可将结核病患病的总体风险降低 33% 左右,对于 TST 阳性者降低幅度高达 64%。另外一个随机对照试验结果显示,结核病预防性治疗联合抗逆转录病毒治疗在降低结核病发病率和总死亡率方面具有叠加作用,保护效果能够持续 5 年以上。我国数据显示,预防性治疗能够显著降低 HIV 感染者活动性结核病的发生率。在我国针对 HIV 感染者和 AIDS 患者开展结核病预防性治疗具有良好的安全性、有效性和可操作性。此外,考虑到与 HIV 阴性结核病患者相比,HIV 阳性结核病患者发生结核病复发的风险更高,因此,建议即使 HIV 感染者已开始抗逆转录病毒治疗,立即进行结核病预防性治疗也能够提供额外的保护。

HIV 感染的孕妇患结核病将对母亲和胎儿健康产生严重影响,并增加孕妇和婴儿的死亡风险。HIV 感染的妇女不必因怀孕而停止结核病预防性治疗。HIV 感染的儿童接受结核病预防性治疗后死亡率和结核病发病率均大幅下降;在接受抗逆转录病毒治疗的儿童中,预防性治疗的保护效果依然显著。

(三)活动性结核病患者的密切接触者

大量研究证明,活动性结核病患者家庭接触者是结核感染和发病的高风险人群,不论年龄和感染状况,所有的家庭接触者发展为活动性结核病的风险均高于普通人群。在一项系统综述中显示,在中低收入国家,家庭接触者结核感染率超过 50%。15 岁以上的儿童、青少年以及成人的结核感染率高于 5 岁以下的儿童,但后者发展为活动性结核病的风险更高。多项研究表明对密切接触者开展预防性治疗能够有效降低结核病的发病风险。

我国的人群研究数据也显示,与肺结核患者有密切接触是儿童感染和发病的重要危险因素;肺结核患者的密切接触者发病率显著高于同期同地区普通人群。另外,《中国结核病预防控制工作技术规范(2020 年版)》和《中国学校结核病防控指南(2020 年版)》已将与活动性结核病患者密切接触的学生等新近感染者纳入应开展预防性治疗的对象。

（四）其他免疫功能缺陷的高危人群

WHO 于 2015 年首次提出了以下建议：与普通人群相比，透析的患者、抗肿瘤坏死因子单克隆抗体和生物制剂治疗的患者、放化疗患者、矽肺患者等发生活动性结核的风险增加，并建议开展 LTBI 的检测和预防性治疗。

我国人群的数据显示，肝移植患者、透析的患者、矽肺患者的结核病发病率显著高于当地普通人群；预防性治疗可以显著降低长期使用肿瘤坏死因子单克隆抗体患者的结核病发病率。

（五）其他重点人群

除了上述高危人群以外，WHO 提出各地可根据当地疫情和资源投入情况考虑将以下重点人群列入结核感染检测和预防性治疗的目标人群：医务人员、羁押人员、无家可归者等。另外，美国和加拿大的指南也均把胸部影像学提示有非活动性结核病病灶且无治疗史的人群作为 LTBI 预防性治疗的目标人群。

在我国不同地区医务工作者中开展的流行病学调查显示职业暴露人群的 LTBI 率显著高于当地普通人群。

第二节 预防性治疗实施流程

预防性治疗实施包括确定目标人群、进行感染检测、排除活动性结核病患者，排除禁忌证、给予预防性治疗以及治疗后的系统评估等过程。但考虑到不同对象的特点，其结核感染筛查和预防性治疗的实施流程存在一定的差异，本指南着重就活动性结核病患者密切接触者、HIV 感染者以及其他重点人群的预防性治疗流程予以明确，供各地在实施预防性治疗过程中参照。

一、肺结核患者家庭密切接触者预防性治疗实施流程

结核病定点医疗机构工作人员在确诊肺结核患者时、基层医疗卫生机构在第一次入户随访肺结核患者时，要了解其家庭密切接触者情

况,对患者和家庭密切接触者开展健康教育、肺结核可疑症状筛查并动员家庭密切接触者到结核病定点医疗机构、基层医疗卫生机构等机构进行结核感染筛查。疾病预防控制机构做好多方协调、信息互通、组织管理和实施,并评价预防性治疗效果。结核病定点医疗机构等机构通过相关检查排除家庭密切接触者患活动性结核病、排除预防治疗禁忌证,动员结核感染者进行预防性治疗并签署预防性治疗知情同意书,为结核感染者制定规范的预防性治疗方案,并负责随访检查和不良反应监测与处置,指导和协助基层医疗卫生机构做好督导用药管理。基层医疗卫生机构负责对结核感染者开展用药管理和症状监测,及时发现药物不良反应并指导其到结核病定点医疗机构进行处理。

二、HIV 感染者和 AIDS 患者预防性治疗实施流程

艾滋病防治机构(包括艾滋病定点医疗机构)人员在确诊和随访 HIV 感染者和 AIDS 患者时,要对其进行肺结核可疑症状筛查,并推介至结核病定点医疗机构进行结核感染筛查。结核病定点医疗机构通过相关检查排除其患活动性结核病,排除预防治疗禁忌证,与艾滋病防治机构(包括艾滋病定点医疗机构)共同开展预防性治疗,动员需抗结核预防性治疗的 HIV 感染者和 AIDS 患者开始治疗,并签署知情同意书,为其制定规范的预防性治疗方案,分发药品,并负责随访检查和不良反应监测与处置,指导和协助基层医疗卫生机构做好督导用药管理。基层医疗卫生机构负责对结核感染者开展用药管理和监测,及时发现药物不良反应并指导其到结核病定点医疗机构进行处理。在此期间,艾滋病防治机构(包括艾滋病定点医疗机构)与结核病防治机构(包括结核病定点医疗机构)要紧密配合,保障 HIV 感染者和 AIDS 患者的抗结核预防性治疗顺利进行,同时对接受预防性治疗的结核感染者进行效果评价。

三、重点人群预防性治疗实施流程

学校和其他人员密集场所将结核病患者及结核感染者转至结

核病定点医疗机构,并加强宣传及管理,对感染者尽早开展预防性治疗,建立预防性治疗档案。学校结核感染者由班主任或校医落实治疗管理;特殊场所的结核感染者由机构负责人承担治疗管理职能或将其转至现住址的基层医疗卫生机构,纳入基层管理。

其他重点人群应在疾控机构的指导下开展常规体检的结核病筛查工作及肺结核患者的密切接触者筛查工作,对发现的感染者尽早开展预防性治疗。预防性治疗的感染者由机构承担治疗管理职能或将其转至现住址的基层医疗卫生机构,纳入基层管理。

结核潜伏感染筛查和预防性治疗流程(参考)见图3-1。

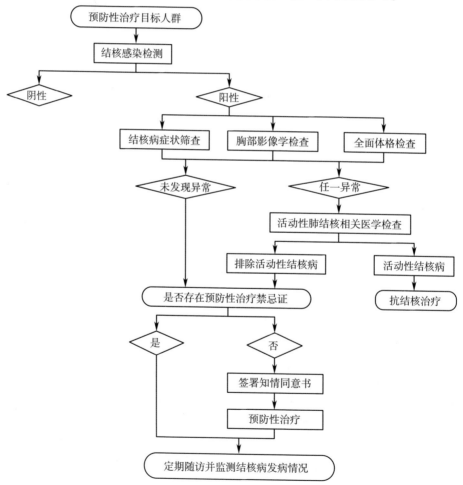

图3-1 结核病潜伏感染筛查和预防性治疗流程(参考)

第四章 治疗前筛查与评估

综合考虑结核病预防性治疗机构和人员能力、发病风险差异以及预防性治疗效果等因素,在预防性治疗之前正确判断干预对象的感染状态、排除活动性结核病等十分必要。

第一节 结核感染筛查

全球至今仍缺乏 LTBI 诊断的金标准。目前检测结核感染的技术主要是通过检测机体感染结核分枝杆菌后对分枝杆菌蛋白抗原的特异性免疫反应来反映机体是否受到结核分枝杆菌感染。目前,推荐用于结核感染检测的技术主要有皮肤试验和 γ 干扰素释放试验(interferon-γ release assay,IGRAs)两大类。

一、皮肤试验

皮肤试验所需费用较少、操作简单易行,不需要特殊设备和实验室操作,是目前临床上广泛使用的结核感染筛查免疫学方法。目前通常采用的有结核菌素纯蛋白衍生物(purified protein derivative,PPD)和重组结核分枝杆菌融合蛋白(EC)等。

(一) 结核菌素皮肤试验

1. 试验原理 结核菌素皮肤试验(tuber culin skin test,TST)是基于Ⅳ型迟发型变态反应的一种皮肤试验。其试验原理是以 PPD 作为免疫原,检测机体是否受 MTB 感染。由于 PPD 有 200 多种抗原成分与卡介苗（Bacille Calmette-Guérin，BCG）和非结核分枝杆菌（nontuberculous mycobacteria，NTM）的抗原成分相同，在 BCG 接种高覆盖率地区，或者 NTM 高流行地区，容易发生交叉反应，PPD 试验出现假阳性。

2. 适用对象　婴儿、儿童及成人。

3. 皮内注射步骤

（1）注射部位：左前臂掌侧前 1/3 中央，避开瘢痕、血管和皱褶。如 2 周内做过结核菌素皮肤试验，可在上次注射部位斜上方 3~4cm 处，或取右前臂。

（2）局部消毒：用 75% 酒精消毒皮肤。

（3）皮内注射：用一次性使用注射器皮内注射 0.1ml PPD，以局部出现直径约为 5mm 大小圆形橘皮样小丘为宜，不要揉摩，将针稍捻转后退出。

（4）注射后观察：受试者原地休息，观察 30 分钟后，如无不适方可离开。

4. 结果查验与记录

（1）观察时间：通常注射后 8~12 小时开始出现局部红肿，48~72 小时反应达高峰，试验局部出现硬结。因此，在注射后 72 小时观察结果最佳，以局部皮下硬结直径为准。

（2）结果测量：首先找到注射针眼（确定注射部位），然后用食指从红晕周边向中心轻轻触摸，找到硬结边缘，确定横径和纵径测量点，用刻度尺测量。

（3）结果记录：记录硬结的横径和纵径，以毫米数（mm）表示，PPD 反应结果以硬结平均直径表示，硬结平均直径 =（横径 + 纵径）/2。局部有水疱、坏死、双圈、淋巴管炎等记录在硬结毫米数后面。皮肤试验记录表见表 4-1。

表 4-1 结核菌素皮肤试验记录表

PPD 批号：_____ PPD 规格_____ PPD 效期：_____年___月___日

编号	姓名	性别	年龄/岁	注射时间(月-日-时)	硬结直径(横径*纵径)/平均直径/mm	水泡/坏死/双圈/淋巴管炎	查验反应时间(月-日-时)	注射人员	查验人员

5. 结果判读

（1）判定标准

阴性：硬结平均直径<5mm 或无反应。

阳性：硬结平均直径≥5mm。其中硬结平均直径≥5mm，且<10mm 为一般阳性；硬结平均直径≥10mm，<15mm 为中度阳性；硬结平均直径≥15mm 或局部出现双圈、水泡、坏死及淋巴管炎者为强阳性。

（2）阳性结果意义：一般情况下，在没有卡介苗接种和 NTM 干扰时，PPD 反应硬结≥5mm 应视为已受结核菌感染。

在卡介苗接种地区和/或 NTM 感染流行地区，以 PPD 反应≥10mm 为结核菌感染。

在卡介苗接种地区和/或 NTM 流行地区，对 HIV 阳性、接受免疫抑制剂>1 个月，PPD 反应≥5mm 为结核菌感染。

与病原学阳性肺结核患者有密切接触的 5 岁以下儿童，PPD 反应≥5mm 为结核菌感染。

PPD 检测硬结平均直径两年内净增值≥10mm（两次检测时间

间隔大于 3 个月),可提示新近感染。

(3)阴性结果意义:通常表明受试者未受过结核分枝杆菌自然感染,或因为感染时间短,机体免疫及变态反应尚未形成(如 4~6 周的窗口期);也可能因为机体存在严重感染、使用免疫抑制剂、或免疫缺陷等,从而降低机体对 PPD 的反应性。

PPD 参考操作示意图见附图 1。

(二)结核抗原皮肤试验

1. 试验原理 目前我国采用的结核抗原皮肤试验(TB antigen-based skin test,TBST)也是基于迟发性变态反应的一种皮肤试验。其试验原理是采用重组结核分枝杆菌 ESAT6-CFP10(EC)融合蛋白作为免疫原,检测机体是否受 MTB 感染。EC 是由高效表达结核分枝杆菌 ESAT6-CFP10 基因的大肠杆菌,经发酵、分离和纯化后获得的重组结核分枝杆菌融合蛋白制成。EAST-6 蛋白仅存在于致病性分枝杆菌中,卡介苗和大多数环境分枝杆菌中均不含该蛋白。CFP-10 蛋白可强烈诱导结核患者外周血单核细胞发生增值并分泌大量 γ 干扰素,诱导 T 细胞释放 γ 干扰素,进而诱发变态反应,而 BCG 接种人群对该抗原反应水平低,因此,EC 不受卡介苗和多数非结核分枝杆菌感染的影响,用于检测结核感染具有操作简单、灵敏度和特异度高的特点。

2. 适用对象 推荐用于 6 月龄及以上的婴儿、儿童和 65 周岁以下成人。

3. 皮内注射步骤

(1)注射部位:左前臂掌侧前 1/3 中央,避开瘢痕、血管和皱褶。如 2 周内做过结核抗原皮肤试验,可在上次注射部位斜上方 3~4cm 处,或取右前臂。

(2)局部消毒:用 75% 酒精消毒皮肤。

(3)皮内注射:用一次性使用注射器皮内注射 0.1ml EC,以局部出现直径约为 5mm 大小圆形橘皮样小丘为宜,不要揉摩。

(4)注射后观察。受试者原地休息,观察 30 分钟后,如无不适方可离开。

4. 结果查验与记录

(1)观察时间:受试者于注射后 48~72 小时都可以检查注射部位反应,以 48 小时观察结果最佳。结果以红晕或硬结大者为准。

(2)结果测量:首先找到注射针眼(确定注射部位),见到局部圆状红晕时,用红色记号笔标记红晕横径和纵径测量点;然后用食指轻轻触摸注射部位,找到硬结边缘,用黑色记号笔标记硬结横径和纵径测量点;用刻度尺测量红晕和硬结的横径及纵径毫米(mm)数。

(3)结果记录:首先记录红晕的横径和纵径,再记录硬结的横径和纵径,以毫米(mm)数表示,以红晕和硬结大者为准,红晕平均直径=(横径+纵径)/2;硬结平均直径=(横径+纵径)/2。局部有水泡、坏死、双圈、淋巴管炎等记录在红晕或硬结毫米数后面。如红晕横径为 15mm,纵径为 18mm,有水泡,则记录为"红晕 15×18,水泡"。将结果记录在结核抗原皮肤试验记录表中(详见表 4-2)。

表 4-2 结核抗原皮肤试验记录表

EC 批号:_____ EC 规格_____ EC 效期:_____年___月___日

编号	姓名	性别	年龄/岁	注射时间(月-日-时)	红晕(硬结)直径(横径×纵径/mm)	水泡/坏死/双圈/淋巴管炎	查验反应时间(月-日-时)	注射人员	查验人员

5. 结果判读

(1)判定标准:结核抗原皮肤试验结果以红晕或硬结平均直径大者为准。红晕或硬结的平均直径 ≥5mm 为阳性反应,凡有水泡、坏死、双圈、淋巴管炎者均属强阳性反应。红晕与硬结的平均直径均<5mm 为阴性反应。

（2）阳性结果意义：阳性表明机体已经受 MTB 感染。

（3）阴性结果意义：阴性通常表明受试者未受结核分枝杆菌自然感染；或因为感染时间短，机体免疫及变态反应尚未形成（如 4~8 的窗口期）；也可能因为机体存在严重感染、使用免疫抑制剂、免疫缺陷等，从而减低机体对 EC 的反应性。

EC 参考操作示意图见附图 2。

（三）皮肤试验禁忌证

在进行皮肤试验之前，不论采用结核菌素皮肤试验还是结核抗原皮肤试验，均需详细询问并观察受试者是否有皮肤试验的禁忌证。皮肤试验的禁忌证主要包括：

1. 患急性传染病（如麻疹、百日咳、流行性感冒、肺炎等）、急性眼结膜炎、急性中耳炎。

2. 有多种药物过敏反应史、癔症史者。

3. 受试者患有全身性皮肤病。

4. 临床医生判定暂不适合进行皮肤试验的其他情况。

（四）皮肤试验假阴性反应

1. 变态反应前期　从结核菌感染到产生过敏反应约需一个多月，在过敏反应前期，皮肤试验无反应。

2. 免疫系统受干扰　急性传染病，如百日咳、麻疹、白喉等，可使原有过敏反应暂时受到抑制，呈阴性反应。

3. 免疫功能低下　重症结核病、肿瘤、结节病、AIDS 等皮肤试验反应可降低或无反应。但随着病情好转，皮肤试验可又呈阳性反应。

4. 试剂失效或注射方法错误，也可出现皮肤试验阴性。

（五）皮肤试验异常反应的处理

1. 皮肤试验后的一般反应，如局部红肿、硬结，不需处理，几天后即可自行消退。

2. 局部出现水泡、溃疡、坏死及淋巴管炎等强烈反应时,处理方法如下:

（1）小水泡:保持皮肤干燥。

（2）大水泡:用消毒过的空针将水疱内液体抽出,用消毒纱布包扎,以免污染。

（3）溃疡或坏死:保持皮肤干燥,涂搽外用地塞米松(0.05%)或肤轻松软膏(0.025%),并覆盖无菌纱布,以防感染。

（4）淋巴管炎:可采取热敷。

3. 在试验过程中,个别接受试验者会出现头晕、心慌、面白、出冷汗的症状,甚至突然失去知觉,称为"晕针"。此时应立即起针,让其躺下,头部放低,松解领扣及腰带,保持安静,注意保暖,可同时针刺或掐压人中、合谷、足三里等穴。稍好转后可饮开水或糖水,一般不需特殊处理,在短时间内即可恢复正常。如数分钟后未恢复正常,可皮下注射 0.5~1ml 的 0.1% 的肾上腺素,10 岁左右儿童可皮下注射 0.3~0.5ml 的 0.1% 的肾上腺素,幼儿的皮下注射 0.1% 肾上腺素用量酌减。

4. 预防晕厥。加强宣教,消除精神紧张;接种前做好健康询问与检诊工作。空腹、劳累、体质衰弱、易发生晕厥现象者,需特别加以注意。

二、γ干扰素释放试验

γ 干扰素释放试验(IFN-γ release assays,IGRA)检测成本相对高,试验操作相对复杂,不适合在基层实验室开展。因其不受卡介苗接种和多数 NTM 感染等因素的影响,也是目前临床上广泛使用的免疫学方法之一,但不适合用于大规模人群筛查。目前临床上常用的 IGRA 技术有两种。一种是采用酶联免疫吸附试验(enzyme linked immunosorbent assay,ELISA),检测全血中致敏 T 细胞再次受到 MTB 特异性抗原刺激后释放的 γ 干扰素水平,另一种是基于酶联免疫斑点试验(enzyme-linked immunospot assay,ELISPOT),测定在 MTB 特异性抗原刺激下,外周血单个核细胞中释放 γ 干扰素的效应 T 细胞数量。

（一）试验原理

IGRA 是建立在细胞对结核分枝杆菌反应产生高浓度 γ 干扰素的基础上检测结核感染的一种免疫学方法。机体感染 MTB 以后,血液中存在着特异的效应 T 淋巴细胞。当机体再次接触 MTB 特异性抗原时,效应 T 淋巴细胞产生和分泌 γ 干扰素,通过定量检测释放的 γ 干扰素的水平或计数效应 T 细胞,来判定患者是否存在 LTBI。

1. ELISA 法检测 γ 干扰素　该试验用于定性检测人新鲜外周静脉抗凝血中 MTB 特异性的细胞免疫反应。此方法不受卡介苗的影响,特异性检测 MTB 复合群引起的结核感染。由于血液培养管中含有结核杆菌特异性抗原 ESAT-6,CFP10 和 TB7.7(p4),不需分离淋巴细胞而直接在全血中检测 T 细胞免疫反应,在临床中可实现简便的自动化检测与结果解读。

2. ELISPOT 法检测效应 T 细胞数量　该试验用于检测人外周抗凝全血中的结核特异抗原刺激活化的效应 T 细胞。结核感染的免疫应答反应以细胞免疫为主,作为免疫应答的一部分,T 细胞受结核抗原刺激致敏,形成活化的效应 T 细胞,包括 CD4 和 CD8,从全血中单独被分离出来,在体外受特异性抗原刺激并被记数。从 MTB 复合群中选择有用的抗原降低与 BCG 和 NTM 的交叉反应提高特异性。两个单独的抗原模仿 ESAT-6 和 CFP10,联合应用其他抗原可提高检测灵敏度。

（二）试验操作

参照有关说明书进行。参考操作示意图参见附图 3、附图 4。

（三）检测结果解释

1. 阳性　表明样本中存在结核分枝杆菌特异性 T 细胞反应,提示存在结核分枝杆菌感染。

2. 阴性　表明样本中不存在结核分枝杆菌特异性 T 细胞反应,提示不存在结核分枝杆菌感染。

3. 无法判读 表明不能确定是否存在结核分枝杆菌特异性 T 细胞免疫反应,建议重做。

第二节 治疗前评估

一、排除活动性结核病

LTBI 的诊断必须排除活动性结核病,需要对 LTBI 者进行问诊、体格检查、胸部影像学检查,必要时需进一步实验室检查,排除全身任何部位的活动性结核病变。常规排除程序如下:

(一)症状筛查

所有需要接受结核病预防性治疗人群,在用药前都须进行结核病相关症状筛查。如果发现有咳嗽、咳痰、咯血、体重减轻、胸痛、发热、乏力、食欲减退和盗汗等结核病可疑症状,就应考虑可能有活动性结核病,应进行结核病和其他疾病的评估。

(二)全面体格检查

肺结核,尤其是肺外结核早期或病灶较轻时,体征常不明显,体格检查是结核病筛查的重要手段。肺外结核患者的体格检查应结合肺外结核的常见部位,体检应有重点,浅表淋巴结、胸部及腹部、四肢关节、脊柱是重点部位。在肺外结核中,淋巴结核最常见,肺外结核患者除出现疲乏、低热、盗汗等症状外,还会在相应淋巴结部位局部出现肿块,压迫疼痛,甚至疼痛剧烈;骨结核有关节活动受限、关节肿胀、疼痛、畸形等表现,在用药前的体格检查中应注意甄别。

(三)影像学检查

结核病影像学检查,多为胸部 X 线检查,必要时可以开展 CT 检查,排除肺部结核病变。

(四)病原学检查

结核病病原学检查主要包括痰涂片检查,痰培养和分子生物学检查等。

二、排除禁忌证

(一) 基线评估

在开展预防性治疗前,应开展基线评估,排除预防性治疗的禁忌证。医务人员应仔细询问患者既往疾病史、用药史、药物过敏史、结核病接触史,进行血常规、肝功能检查。主要评估内容包括:

1. 既往病史　主要包括对结核病药物(异烟肼、利福平、利福喷丁)过敏情况,怀孕情况(高龄孕妇、产后不久等);是否还有其他基础疾病(糖尿病、营养不良、病毒性肝炎等);是否有耐多药结核接触史等。

2. 用药史　了解 LTBI 既往用药情况以指导和确定预防性治疗的药物选择。

3. 肝功能　了解 LTBI 是否有异常肝功能的危险因素,比如肝病史、经常饮酒、慢性肝病等。对于这类肝功能异常高风险人群应该在预防性治疗前以及随后的随访中进行常规肝功能检测。

(二) 禁忌证

1. 化学预防性治疗禁忌证

(1) 肝功能异常者。

(2) 对所应用药物过敏者,或身体正处于变态反应期患者。

(3) 癫痫患者、精神病患者,或正在接受抗精神病药物治疗者。

(4) 血液系统疾病,血小板降低($<50 \times 10^9/L$) 者,白细胞减少($<3.0 \times 10^9/L$)者。

(5) 有周围神经炎者不得使用含异烟肼的预防性治疗方案。

(6) 既往 3~5 年内接受过预防性治疗。

(7) 其他经医生判断不适宜接受预防性治疗的情况。

2. 免疫预防性治疗的禁忌证

(1) 对免疫预防制剂的任何成分过敏者或过敏体质者。

（2）患急性发热性疾病、急性或渐进性肝病或肾病、严重心血管疾病患者。

（3）妊娠期妇女。

（4）极度衰弱及重度贫血者。

除上述禁忌证之外，以下情况者慎用：家族或个人有惊厥、癫痫、脑病和神经系统症状或体征病史者；有严重药物过敏史者、过敏体质者；有并发症的糖尿病、有症状的 AIDS 患者、恶性肿瘤患者；肝肾功能异常患者；血小板减少症或凝血障碍者。此外，处于发热、急性病、慢性病急性发作期者应暂缓给药。

三、知情同意

预防性治疗可显著降低结核病发病风险，但无论是化学治疗药物还是免疫治疗药物，都可能会产生一些不良反应，应让预防性治疗对象在选择治疗方案前充分知晓。需要充分评估 LTBI 个人和家庭情况，有针对性进行健康教育。要跟 LTBI 者充分解释结核病预防性治疗的利弊信息，解释预防性治疗不仅能够给个人带来益处，更重要的是降低家庭和社会传播的风险；要跟 LTBI 者充分讲解预防性治疗的用药时间、用药方案以及随访观察的计划；充分沟通可能发生的不良反应以及出现不良反应时应该如何处理；强调完成预防性治疗的重要性；特别是要提醒 LTBI 者结核病的有关症状，一旦出现相关症状应该如何处理等。跟服药者商定服药的地点，以及适宜的督导服药的人员（医生、护士、社区志愿者、家庭成员或者自服药等）和智能工具（短信、视频或者电子药盒等）。

18 岁及以上且具有完全民事行为能力的人员，可自己签署知情同意书（知情同意书模板见附件 1）。小于 18 岁或无完全民事行为能力的人员，需有其法定监护人在场，知情同意并签字。

对于拒绝接受预防性治疗的人员，也应在知情同意书上注明"拒绝治疗"并签字，医生应给出适当的医学建议，并按要求定期进行胸部影像学检查，出现肺结核可疑症状及时就医。

四、拒绝预防性治疗者的后续处理

经评估，对需要开展预防性治疗而没有进行预防性治疗的 LTBI 者，应加强健康教育和健康监测，出现肺结核可疑症状及时到结核病定点医疗机构就医，并在首次筛查后 3 月末、6 月末、12 月末各进行一次胸部影像学检查。

第五章 预防性治疗

对 LTBI 者开展预防性治疗已被证实是降低结核病发病风险非常有效的手段,WHO 已经将预防性治疗列为消除结核病流行的关键措施之一,许多国家也已经将其作为控制结核病的一项重要措施。

第一节 预防性治疗对象与治疗原则

一、预防性治疗对象

我国现阶段推荐的预防性治疗目标人群(详见第三章),排除活动性结核病患者和预防性治疗禁忌证,并签署预防性治疗知情同意者,均为预防性治疗的对象。

二、预防性治疗原则

结核病预防性治疗应遵循"规律、适量和全程的原则"。

1. 规律 规律的含义是指预防性用药者使用医生规定的药物、规定的用量、规定的次数。未经医生允许,不得随意改动。规律用药可以减少耐药,提高预防性治疗的效果,减少或避免活动性结核病的发生风险。

2. 适量 按抗结核药物的药效学用量即为适量,能使药物发挥最强抗菌作用,收到的疗效最高,产生不良反应也最少。抗结核药物用量过小会导致治疗无效,且容易产生耐药性;而用量过大则会导致不良反应增多。

3. 全程 全程的含义是指预防性治疗者必须完成医生规定的疗程,不能任意缩短疗程,提前停药,也不能任意延长疗程,拉长用药时间。

第二节 预防性治疗方案

一、预防性治疗常用药品

结核病预防性治疗的常用药品主要包括异烟肼(isoniazide,INH,H)、利福平(rifampin,RFP,R)、利福喷丁(rifapentine,RFT,P)、左氧氟沙星(levofloxacin,LFX)和注射用母牛分枝杆菌。不同药物特点如下:

(一)异烟肼

异烟肼对结核分枝杆菌具有高度的抗菌活性,是特异性抗结核药品,可迅速杀死生长旺盛期的结核分枝杆菌,对于相对静止的结核分枝杆菌有抑菌作用。异烟肼易渗入吞噬细胞,对细胞内外的结核分枝杆菌均有杀菌作用,故称"全效杀菌药"。此外,异烟肼对结核分枝杆菌具有延缓生长的作用,因此可以间歇用药。用药后,脑脊液、胸腔积液、唾液及乳液中均含有较高的浓度,还能渗透到干酪病灶中,也可透过胎盘进入胎血,其用量少,毒性相对较低。

(二)利福平

利福平对革兰氏阳性、阴性菌和结核分枝杆菌等均有抗菌活性,也是结核分枝杆菌的"全效杀菌药"。利福平的抗菌作用是通过药品与 RNA 聚合酶 β 亚单位结合,阻止信使 RNA 的合成,干扰细菌的基因转录,从而抑制菌体蛋白的合成,与异烟肼合用,有协同杀菌作用。利福平能进入细胞,迅速分布全身各脏器和体液中,以肝、胆、肾、肺浓度较高。亦可分布到结核空洞、胸膜腔、腹膜腔、心包腔、关节腔、空腔、羊水和胎儿循环中,不易通过血脑屏障进入脑脊液,但脑膜炎时脑脊液中浓度可达血中浓度的 20%。作为结核分枝杆菌"全效杀菌药",因其短时间的代谢活性特点,加强了对结核分枝杆菌的杀菌作用,可以明显缩短结核病化疗的疗程。

(三) 利福喷丁

利福喷丁是一种半合成利福霉素类抗生素,对结核分枝杆菌有较好的抗菌活性,在已发生感染尚无活动性病灶的人群中使用,可以杀灭处于半休眠状态的结核分枝杆菌,达到减少复发的效果;以相同剂量利福喷丁每周用药 1 次,可获得利福平每周用药 6 次相似的疗效。与异烟肼合用,有协同杀菌作用,可以提高结核病治疗效果。

(四) 左氧氟沙星

左氧氟沙星是广谱抗菌药,对革兰氏阴性杆菌和阳性球菌均有较好的抗菌活性,是杀菌药。能够作用于结核分枝杆菌脱氧核糖核酸转录酶,致使结核分枝杆菌染色体上 DNA 断裂,并抑制 DNA 转录酶 A 亚单位,从而抑制 DNA 的复制和转录。

(五) 注射用母牛分枝杆菌

注射用母牛分枝杆菌系用母牛分枝杆菌培养后收集的菌体,经高压均质、灭活后加入稳定剂冻干制成。具有双向免疫调节功能,能促进 Th1 淋巴细胞的增殖和分化,激活巨噬细胞,增强吞噬、杀菌能力,提高机体的细胞免疫功能和抗感染能力。既能介导并增强保护性免疫应答,又能抑制变态反应,抑制或减轻病理损伤,从而发挥双向免疫调节作用。无肝毒性,安全性好。

二、化学预防性治疗方案

我国目前推荐的结核预防性治疗化学方案主要有 6~9 个月单用异烟肼每日方案(6-9H)、3 个月异烟肼、利福喷丁联合间歇方案(3HP)、3 个月异烟肼、利福平联合方案(3HR)、4 个月单用利福平方案(4R),6-9H 方案是使用最早、最广泛、最成熟的治疗方案,含利福霉素的治疗方案,由于其疗程较短,接受治疗程度较高,具有较明显的优势。

推荐使用的结核病预防性治疗方案见表 5-1。

表 5-1　推荐使用的结核病化学预防方案

治疗方案	药物	成人 /(mg·次$^{-1}$)		儿童（0~14 岁）		用法	疗程
		<50kg	≥50kg	mg/kg	最大剂量 /(mg·次$^{-1}$)		
6-9H	H	300	300	10	300	每日 1 次	6~9 个月
3HP	H	500	600	10~15	300	每周 2 次	3 个月
	P	450	600	10（>5 岁）	450（>5 岁）		
3HR	H	300	300	10	300	每日 1 次	3 个月
	R	450	600	10	450		
4R	R	450	600	10	450	每日 1 次	4 个月

（一）单用异烟肼方案

1. 适用对象　适用于儿童和成人结核病预防性治疗。特别是异烟肼原发耐药率低的地区；接触对异烟肼敏感 / 敏感性不确定结核病患者的人群、HIV 感染者人群；用药依从性良好者、不适合使用利福平或利福喷丁者。

2. 药物剂量与用法

异烟肼剂量：成人每日 300mg 顿服，儿童 10mg/（kg·d），每日最大量不超过 300mg 顿服。疗程为 6~9 个月。

3. 注意事项

（1）异烟肼常见不良反应有肝功能异常、恶心、过敏反应、神经炎、兴奋、失眠或睡眠障碍、抑郁、性欲减退、粒细胞减少，老年患者可偶见排尿困难、便秘等。

（2）异烟肼不良反应发生率较低，常见有无症状的血清转氨酶一过性轻度增高（ALT<80U），发生率在 10%~20%，不影响继续用药。异烟肼肝损害随年龄增长而增加，儿童、青少年少见。如肝功能异常并有症状或转氨酶超过 3 倍正常值上限，应停药，保肝处理。

（3）服用异烟肼大剂量者、老年人、慢性肝病患者等易患神经炎，可加用维生素 B$_6$ 预防，但应分开服用；常规剂量应用时无须加服维

生素 B_6。

（4）与某些抗血凝药、抗癫痫药、降压药、抗抑郁药、抗胆碱药需注意药物的影响；有肝功能不良者、精神病史和癫痫史慎用。

4. 方案效果和特点

（1）保护率高。WHO 公布单用异烟肼预防性治疗的保护率为 65%~90% 国际防痨联合会一项研究显示，完成 12 个、6 个月和 3 个月的预防性治疗方案的保护率分别为 93%、68% 和 32%。但将未完成疗程的所有对象纳入分析显示 6 个月和 12 个月疗程预防性治疗方案保护率无明显差别。国际上推荐异烟肼预防性治疗的疗程为 6~12 个月，目前欧美国家多采用的疗程为 9 个月，我国推荐 6 个月或 9 个月方案。

（2）安全性高。使用常规剂量时，不良反应少见，不良反应率 3.1%~5.3%，毒性反应率仅 1.7%，过敏反应率 0.7%。

（3）预防用药者接受治疗程度较低。与其他方案相比，由于用药时间较长，用药依从性受影响，完成率较低，不少研究报告疗程完成率在 50%~60%，直接影响保护效果。

（4）容易发生耐药。如果用药前未发现存在少数活动性病灶，单用异烟肼容易产生耐药。

（二）异烟肼、利福喷丁联合间歇方案

1. 适用对象　本方案主要适用成人。利福喷丁无 5 岁以下儿童剂量规定，表 5-1 中推荐的儿童剂量仅供在实践中参考使用。本方案可用于对异烟肼、利福喷丁敏感 / 敏感性不确定结核病患者的密切接触人群以及 HIV 感染者。

2. 剂量与用法

（1）异烟肼：成人体重 ≥50kg，600mg/ 次；<50kg，500mg/ 次，儿童每次不超过 300mg（10~15mg/kg）。每周 2 次间歇服用，疗程为 3 个月。

（2）利福喷丁：体重 ≥50kg，600mg/ 次；<50kg，450mg/ 次，5 岁以上儿童推荐用药剂量 10~20mg/（kg·次），最大不能超过 450mg。

每周 2 次与异烟肼同时服用,疗程为 3 个月。

3. 注意事项

(1)肝功能不全者和孕妇慎用。

(2)利福喷丁作用机制同利福平,与利福平呈交叉耐药;抗菌活性比利福平强 2~10 倍,而且有长效作用;不良反应同利福平,但较轻微。

(3)与异烟肼联合使用,也会出现异烟肼本身相关的不良反应。

4. 方案效果和特点

(1)保护率高。据文献报道,在北京市对 PPD 强阳性的大学生采取 3 个月异烟肼、利福喷丁每周 2 次用药的对照研究,结果为用药完成率 90%,保护率 75%;在河南省新密市对 PPD 强阳性中小学生进行预防性治疗研究,采用 6 个月异烟肼、利福喷丁每周二次用药方案,治疗组观察年发病率 165/10 万,未治疗组观察年发病率 554/10 万。

(2)预防者接受治疗程度高。由于利福喷丁具有长效作用和间歇用药的特点,本方案为短程间歇方案,用药者容易接受,依从性高,方便督导管理。

(3)安全性高。文献报道不良反应率 6.74%,因不良反应所致停药率 1% 左右。

(4)减少耐药结核病的发生。

(三)异烟肼、利福平联合方案

1. 适用对象 本方案适用于所有年龄段的预防性治疗对象。在结核病高发病率的地区,对于 15 岁以下的儿童和青少年,本方案可以作为单用异烟肼的替代方案。

2. 剂量与服法

异烟肼剂量:成人每日 300mg;儿童每日 10mg/kg,每日最大量不超过 300mg 顿服。疗程为 3 个月。

利福平剂量:成人体重 ≥50kg,600mg/ 次;体重 <50kg,450mg/ 次;

儿童每日 10mg/kg,每日最大剂量不超过 450mg。疗程为 3 个月。

3. 注意事项

(1) 会出现利福平和异烟肼本身的不良反应,两者并用可增加肝毒性。

(2) 药物使用注意事项与利福喷丁相同,肝功能不全者和孕妇慎用。

(3) 食物可阻碍利福平的吸收,宜空腹用药。

(4) 由于利福平为肝细胞色素 P450 酶系统的潜在诱导剂,并可降低 HIV 感染者的几种常见抗病毒药物的活性,而限制了其在 HIV 感染者中的应用。

4. 方案效果和特点

(1) 保护率高。通过缩短疗程的短程化学预防方案的研究证实,异烟肼加利福平 3 个月方案与 4 个月利福平方案和 6 个月异烟肼方案有同等效果。

(2) 接受治疗程度较高。

(3) 安全性较高。文献报道不良反应率 5.3%;但两者并用,可增加肝毒性。

(4) 减少耐药结核病的发生。

(四) 单用利福平方案

1. 适用对象　适用于所有年龄段的结核病预防性治疗。特别是异烟肼高耐药地区的人群、实验室诊断异烟肼耐药的结核潜伏感染者或其他不宜使用异烟肼的人群。

2. 剂量与服法

利福平剂量:成人体重≥50kg,600mg/ 次;体重<50kg,450mg/ 次。儿童每日 10mg/kg,最大剂量 450mg,空腹顿服。

单用利福平预防性治疗的疗程是 4 个月。

3. 注意事项

(1) 饭后用药明显影响吸收;动物实验对胎儿有致畸作用,妊娠早期妇女禁用。

（2）常见不良反应有恶心、呕吐等，不良反应请及时询问管理医务人员。

4. 方案效果和特点

（1）社会经济效益高。相关的经济效益研究表明，在 LTBI 预防治疗中，4 个月单用利福平的方案比单独的异烟肼治疗方案费用低，在异烟肼高耐药地区，其节省的费用更多。

（2）保护效果好。文献报道，暴露于耐异烟肼的 209 例 PPD（+）者使用利福平预防性治疗方案，在 2 年内无 1 人进展为活动性结核病。

（3）适用于异烟肼高耐药地区。文献报道，在异烟肼耐药率>12% 的地区，4 个月的利福平治疗为最佳的选择方案，它的有效性与 9 个月的异烟肼预防性治疗方案效果相匹配，而且花费更少，效果更好。

（4）安全性和接受程度相对高。文献报道不良反应率为 1.9%~ 3%。由于疗程相对较短，因此预防性治疗者接受治疗程度较高。

（5）可能存在少数未被发现的活动性病灶者，单用利福平有发生耐药的风险。

三、免疫预防性治疗方案

近年来，全球在积极探索结核疫苗及生物制剂的研究，从而为结核潜伏感染者提供免疫预防性治疗的更多选择。

（一）免疫制剂特点

目前我国可用的结核病免疫治疗生物制剂系用母牛分枝杆菌培养后收集的菌体，经高压均质、灭活后加入稳定剂冻干制成。主要有效成分为母牛分枝杆菌菌体蛋白；辅料成分包括谷氨酸钠、蔗糖、氯化钠、磷酸二氢钾、磷酸氢二钠等。性状为白色疏松状粉末，复溶后为澄明液体。

（二）适宜对象

注射用母牛分枝杆菌主要适宜对象为 15~65 岁结核分枝杆菌潜伏感染人群。

（三）剂量和用法

1. 规格与剂量 注射用母牛分枝杆菌制剂，复溶后 1.0ml/ 瓶，每 1 人次用量 1.0ml，含母牛分枝杆菌菌体蛋白 22.5μg。

2. 用法与用量 开启西林瓶的铝塑组合盖，用 1.0ml 灭菌注射用水稀释，摇匀后，臀部肌肉深部注射。每次给药 1 瓶，间隔 2 周给药 1 次，共给药 6 次。

（四）不良反应

临床研究表明不良反应发生率为 0.6%，不良反应主要表现为轻度皮疹、低热、局部红肿硬结，均为一过性反应，可自行恢复。尚未发生过严重不良反应。

1. 全身不良反应 全身不良反应以发热最为常见；其他常见全身不良反应包括：头痛、咳嗽、乏力、烦躁等。偶见变态反应。发生过敏反应或类过敏反应，应及时采取适当的治疗措施，包括使用肾上腺素等药物。

2. 局部不良反应 局部不良反应以给药部位的疼痛最为常见；其他常见局部不良反应包括给药部位发红、肿胀、瘙痒等。偶见局部不良反应包括给药部位硬结等。肌肉注射过浅可能导致局部红肿、硬结。

（五）注意事项

1. 溶解摇匀后使用，如有凝块、异物、药瓶有裂纹及超过有效期均不得使用。

2. 注意肌内注射的深度，注射过浅可能导致局部红肿、硬结。不得作皮内注射、皮下注射或静脉注射。

3. 与具有免疫抑制作用的药物伴随使用，可能会降低机体对其免疫应答。

（六）治疗效果和特点

多项研究表明,注射用母牛分枝杆菌在预防结核潜伏感染者发病方面具有良好的效果。在中国完成的一项随机、双盲、对照的Ⅲ期保护效力临床试验中,共入组 10 000 例 15~65 岁 TB-PPD 皮肤试验结果强阳性(硬结平均直径 ≥ 15mm 或局部出现水泡、坏死),结果显示新发结核病保护率 54.7%,达到 WHO 要求的有效性要达到 50%的标准。

四、特殊人群的预防性治疗

（一）耐多药结核病患者的密切接触者

耐多药结核病(multidrug resistant tuberculosis,MDR-TB)的接触者与敏感结核病接触者感染后发生结核病的风险没有差别。有研究表明,对耐多药结核病密切接触者开展预防性治疗,其发病风险下降约 90%。如果有明确传染源且传染源确诊为耐利福平或异烟肼患者,治疗方案应由临床专家组根据传染源的耐药谱制定,并需做详细的风险评估和治疗方案论证。

1. 制订方案原则　根据指示病例分离菌株的药敏试验结果而定,其预防治疗方案应采用至少 2 种确定的敏感药物。

2. 药物选择　氟喹诺酮类药物、乙胺丁醇、吡嗪酰胺、注射用母牛分枝杆菌等。

3. 治疗方案

(1)6 个月的左氧氟沙星或莫西沙星。

(2)6~12 个月吡嗪酰胺和乙胺丁醇联用,如患者对乙胺丁醇耐药则换用一种有效的氟喹诺酮类药;HIV 阳性或其他免疫缺陷者疗程应 12 个月。

(3)注射用母牛分枝杆菌。两周一次,共 6 次。

4. 注意事项　如果接触者的指示病例对异烟肼敏感,可以考虑选择 6-9H 的方案进行治疗。对于耐多药结核病的密切接触者,不论是否接受预防性治疗,都应该进行两年的临床随访,从而早期发现结核病的症状和体征,并根据需要开始治疗。

(二)孕妇和产后妇女

孕妇在怀孕以及产后,特别是携带艾滋病病毒的孕妇和产妇发生结核病的风险更高,可能给母亲和婴儿带来严重的后果。因此,经过医生严格评估的前提下,排除预防性治疗的禁忌证,在知情同意的情况下,对于孕妇的预防性治疗可以不推迟到产后进行。值得注意的是,所有预防性治疗的孕妇和哺乳期妇女应该常规服用维生素 B_6。此外,考虑到关于利福喷丁在妊娠期使用的有效性和安全性数据有限,现阶段不推荐 3HP 方案用于孕妇。

第六章 不良反应监测与处理

药品不良反应是指合格药品在正常用法用量下出现的与用药目的无关或意外的有害反应。药品不良反应是客观存在且因人而异的,不容易预判。通过正确认识其变化规律,科学合理管理药品不良反应,可以降低药品不良反应发生率,从而提高结核病预防性治疗的安全性。

第一节 常见药品不良反应的临床表现

一、常见药品不良反应

(一)异烟肼

异烟肼总体不良反应发生率约为 2.4%。常见的不良反应主要包括肝功能损伤、周围神经病变、超敏反应(包括药物性皮疹等)、神经系统反应(包括头痛、精神异常、外周神经炎等)、血液系统反应,相对少见的有白细胞减少、贫血等。异烟肼引起的药物性肝损害发生的频率与机体的乙酰化代谢速度有关。

单用 INH 方案进行预防性治疗时,绝大多数患者可耐受,10%~20% 的人会出现血清肝转氨酶浓度无症状升高,继续服用药物,通常会恢复正常。大约有 0.1% 的人会发生损害,特别是对于饮酒、有潜在肝病风险、年龄>65 岁,以及同时服用其他肝脏代谢药物的人群更为常见。仅有不到 0.2% 的人会发生周围神经病变(感觉过敏、麻木和四肢疼痛),其他神经病变,如糖尿病、营养不良、肾功能衰竭和酗酒等情况更容易发生。仅极少数患者有恶心或失眠、过敏反应。

(二)利福平

利福平的不良反应主要包括消化道反应(包括恶心、呕吐、胃部不适、腹泻等)、药物性肝损害、超敏反应(包括药物性皮疹、发热、流感样综合征等);另外,血液系统反应也较常见(包括白细胞及血小板减少、贫血等),偶见溶血性贫血。

单用利福平方案进行预防性治疗时,主要不良反应为恶心、呕吐或腹泻,很少患者需要停止治疗。有 0.6% 的服药者可能出现肝毒性,多表现为一过性无症状高胆红素血症。大约 6% 的服药者出现皮肤反应,如瘙痒等,通常是自限性的。少数患者出现白细胞和血小板减低,严重者可发生利福平所致的急性溶血(Ⅱ型变态反应),但发生率极低。极少数患者出现肾脏和血液系统损害。绝大多数患者可接受。在使用 3HR 方案时,除了关注异烟肼的不良反应外,还应关注利福平的不良反应。

(三)利福喷丁

利福喷丁与利福平同属利福霉素类药物,总体上,利福喷丁各项不良反应的发生较利福平轻微(包括胃肠道反应、药物性肝损害、超敏反应、血液系统异常),耐受性良好。服用利福喷丁会导致体液颜色变为橙红色。

在使用 3HP 方案进行预防性治疗时,除了关注异烟肼的不良反应外,还应该关注利福喷丁的不良反应。

发生超敏反应比较少见,并且在停药后会消失,没有任何长期不良反应。

(四)注射用母牛分枝杆菌

注射用母牛分枝杆菌无肝毒性。

主要不良反应为发热,注射部位疼痛、发红、肿胀、瘙痒。

二、常用药品不良反应在不同人群的临床表现

预防性治疗常用药品不良反应在不同的目标人群表现有所不同。临床上需根据其特点而因症施治。详见表6-1。

表6-1　常用预防性治疗药品不良反应在不同人群的临床表现

常用药品	不良反应表现		青少年人群	免疫机制减退人群	老年人	*既往肺结核患者人群
异烟肼	多见	单纯血清转氨酶升高		√		
		药物性肝炎	√	√		√
	罕见	皮疹	√			
		抽搐		√		
		关节痛	√			√
		贫血		√		
		周围神经炎表现		√		√
利福平	多见	胃肠道反应	√	√	√	
		药物性肝炎	√	√		√
		全身性皮肤反应	√	√		
	罕见	肾上腺危象		√		√
		急性肾衰竭	√	√		√
		惊厥		√		
		溶血性贫血	√	√		√
		血小板减少性紫癜	√	√		√
		嗜睡	√	√		

续表

常用药品	不良反应表现		青少年人群	免疫机制减退人群	老年人	*既往肺结核患者人群
利福喷丁	多见	胃肠道反应	√			
		过敏反应（流感样症状）	√	√		
	罕见	流感样综合征	√	√		
		低血压/晕厥				
		白细胞和红细胞计数减少		√		√
		高胆红素血症、肝炎	√	√		√

*建议参考患者过去治疗史有关情况。

三、常用预防性治疗方案不良反应及其发生率

对结核病预防性治疗用药方案的选择,需要综合考虑药物可及性、安全性和药物相互作用,以及患者年龄、治疗依从性等因素。详见表6-2。

表6-2　常见预防性治疗方案不良反应及其发生率

治疗方案	6H/9H	3HP	3HR	4R	母牛分枝杆菌
药物名称	异烟肼	异烟肼＋利福喷丁	异烟肼＋利福平	利福平	注射用母牛分枝杆菌
疗程/月	6~9	3	3	4	3
时间间隔	每天一次	每周两次	每天一次	每天一次	两周一次
剂次/次	180~270	24	90	120	6

续表

治疗方案	6H/9H	3HP	3HR	4R	母牛分枝杆菌
不良反应	肝毒性(多见),周围神经病变,皮疹,胃肠道不适	流感样综合征,超敏反应,胃肠道不适,体液橙红色,皮疹,肝毒性(少见)	超敏反应,肝毒性(少见),皮疹,胃肠道不适,凝血酶原低血症,体液橙红色	皮疹,胃肠道不适,肝毒性(少见),低凝血酶原血症,体液橙红色	发热,给药部位疼痛、发红、肿胀、瘙痒
不良反应发生率*	36.1%(6%~63.4%)	11.5%(1.9%~41.5%)	29.7%(12.2%~41.3%)	20.0%(0.2%~57.4%)	0.6%

*摘自《世界卫生组织结核病操作手册(结核病预防性治疗模块)2020 年》。

第二节　不良反应监测

一、监测方式和内容

预防性治疗不良反应监测通常采用询问、观察以及辅助检查等方式进行。监测的主要内容包括:

1. 详细询问用药者有关药品不良反应的症状,如乏力、低热、恶心、呕吐、皮疹、关节痛等。一旦出现与药物有关的不良反应,应视严重程度予处置;同时需要结合患者临床实际情况进行如血常规、肝功能、肾功能等有关医学检验,如遇严重异常值或危急值应立即停药,对症处理。

2. 了解有关结核病常见症状如较长时间的反复咳嗽、咳痰,咯血或血丝痰等症状,一旦出现上述症状,应进行痰检、胸部 X 线等检查,以及时发现结核病。建议在患者服药两周末以及随后的每个月末进行不良反应监测,具体的监测方式参考见表 6-3,对于具体的监测内容、方式和频度,医务人员也可根据患者实际情况进行适当调整。

表 6-3　预防性治疗在不同时间监测内容

时间	监测类别	项目内容	工作要求
两周末	问询	与药品不良反应及活动性结核病有关的症状,尤其是过敏反应症状如皮疹、发热等	对问询、检查、处理的情况详细记录。如遇超敏反应所致严重肝损、皮疹等,应立即停药及处理
	检查	血常规、肝功能和肾功能等	
每月末	问询	与药品不良反应及活动性结核病有关的症状,尤其是过敏反应、肝损症状如皮疹、发热、黄疸等	按上述要求做好详细的病历记录 如遇药品不良反应,应须积极应对处理,甚至停药 疗程最后一个月的监测,医生应在病历上书写阶段性小结,明确停药后,下一次复查的时间和要求
	检查	血常规、肝功能和肾功能等,必要时按规范开展痰结核菌检查和胸部影像学检查	

二、告知注意事项

在预防性治疗前,医生应告知用药者以下注意事项,用药者须知情同意并签字:

1. 预防性治疗人员要按要求定期复查,特别是对于一些高风险人群需要检查与药品不良反应有关的项目如血常规、肝功能、肾功能等;以后按每月一次进行复诊。使用免疫预防性治疗方案的潜伏感染者不需要进行定期复查。

2. 用药后如有乏力、低热、恶心、呕吐、皮疹、关节痛等不适,以及咳嗽、咳痰、咯血等呼吸道症状,应立即到当地结核病定点医疗机构或综合医院就诊处理。

3. 每一个预防性治疗者应备存联系医生的电话,如遇身体不适或医疗问题,可立即电话咨询或报告。主治医生(或主诊医生)应把用药的一般注意事项告知服药者。上述有关内容宣教应由预防性治疗实施单位负责落实。

三、医疗记录

医生参考国家印发的《病历书写规范和管理制度》书写病历。

如实详细记录病情及医疗措施。病历作为医疗质量控制和处置医疗纠纷的重要法律依据。对于预防性治疗，一旦出现药品不良反应或结核病发生，以及对其调整治疗方案(包括立即停药)等有关处理经过，应予详细记录，以体现医疗过程的真实原貌。

四、需关注的安全问题

防范药品不良反应，应关注不同人群机体特点而因人施策。如对青少年学生人群实施预防性治疗，应密切注意开始用药 1~2 周后可能出现超敏反应的个体的情况，即个别学生肝功能指标短时间可快速升高。对于超敏反应的个体必须及时发现、及时处理，且对于学生人群预防性用药治疗者需严格进行不良反应监测，以防因漏检超敏个体而导致严重不良反应事件发生。对于免疫机制减退人群(或个体)，应留意药物毒性反应引起的不良反应，一般发生在用药后 1~2 个月内。对既往肺结核患者人群(或个体)，应高度关注活动性结核病复发和耐药性结核病发生。

第三节　不良反应处理

一、总原则

临床用药过程中，一旦发现不良反应，应立即去除一切可能引起不良反应的因素，包括考虑停用正在服用的药物(患者既往长期服用的赖以维持正常生理功能的药物除外，例如心功能不全患者应用的地高辛、利尿药，糖尿病患者的降糖药物等)及可能引起过敏的食物等。无论出现何种不良反应，都应及时复查肝功能、肾功能、血常规、尿常规,以便及时发现累及到其他系统的药品不良反应。

二、具体处理原则

(一)预警防范原则

在患者用药治疗前,医生应了解患者及家族有关药物过敏史,并告知患者及其家属有关抗结核药品不良反应的表现,一旦出现应及时报告医生予以相应处理;医务人员应重视患者用药过程中主诉,并根据患者主诉合理评估不良反应情况。

(二)规范记录原则

医生应按国家印发《病历书写规范和管理制度》在病程记录中规范记录不良反应发生和处理情况。

如遇发生医疗纠纷,参照国家《医疗事故处理条例》处理,如对疑似药物引起不良后果,需要检验的,应当由双方共同指定的依法具有检验资格的检验机构进行检验;对需要进行医疗事故技术鉴定的,由双方当事人共同委托负责医疗事故技术鉴定工作的医学会组织鉴定。

三、临床处理措施

预防性治疗常见的不良反应以肝损伤、过敏反应、胃肠道症状等为主,出现严重不良反应者应予停药处理。临床医师在处理药品不良反应时,应因病因人施治,尽可能把药品不良反应的损害程度降到最低。

(一)肝损伤处理

引起肝损伤的主要药物有异烟肼、利福平等。如单纯转氨酶异常或肝损害(ALT<3ULN,即 3 倍正常值上限),无明显症状,无黄疸,可在密切观察下保肝治疗观察,不须停用抗结核药;如肝功能异常加重或出现明显症状应停用有关抗结核药物,并视具体情况予以保肝治疗。

抗结核药物对肝脏造成损伤的机制是毒性作用与变态反应。

严重者表现为重症肝炎,故需积极进行综合治疗。临床策略包括:①去除病因,立即停用一切可导致肝脏损害的药物;②促进黄疸的消退,早期短程应用激素治疗;③加速肝细胞解毒,应用强力宁、还原型谷胱甘肽;④因治疗方案中含有 INH,故需应用大剂量的维生素 B₆ 来解救;⑤促进肝细胞恢复,对症处理;⑥必要时需行人工肝、肝移植治疗。

临床分级处理措施:①单纯转氨酶异常或轻度肝损害,ALT<3ULN(3 倍正常值上限),无明显症状,无黄疸,可在密切观察下进行保肝治疗,如肝功能异常加重或出现明显症状应停用有关的抗结核药物。② ALT ≥ 2ULN,有症状或血胆红素 ≥ 3ULN,应停用有关抗结核药物,保肝治疗密切观察。③ ALT ≥ 5ULN,有明显症状或血胆红素 ≥ 3ULN,应停用抗结核药物,保肝(利胆)治疗,严重肝损伤者应住院采取综合治疗措施,有肝衰竭表现者应立即采取抢救措施。④科学合理使用保肝治肝类药物。

(二) 过敏反应处理

过敏反应轻症者如轻度的皮肤瘙痒、皮肤丘疹、荨麻疹、关节痛、淋巴结肿大等,可采取对症、抗过敏治疗,避免进食引起过敏的食物;如不见好转,停可疑药物,并注意观察病情变化,一般在停致敏抗结核药后症状逐渐消失。

当发现严重反应者包括高热、恶心、呕吐、疱性皮炎、血小板严重减少、过敏性休克等,应立即停用抗结核药物,收入院抢救并应用肾上腺素、糖皮质激素、补液等措施。肾上腺皮质激素应早期、足量、短程应用。

(三) 胃肠症状处理

轻微症状可观察,或先改变用药方法,根据患者情况、体重情况,在不影响疗效下适当减少可疑药物的剂量,并给予胃复安、抑酸制剂等辅助治疗。加重时,适当调整方案减去可疑药物、给予胃复安、抑酸制剂等辅助治疗。

（四）精神症状处理

轻者可对症治疗,服用维生素 B₆、地西泮等,有精神症状时应停用有关药物,症状可逆转。患者在应用抗结核药物的过程中出现精神症状,应停用异烟肼等可以引起精神症状的药物,一般情况下停药后症状逐渐缓解。严重者需加用抗抑郁或躁狂的药物。如发生末梢神经炎,可补充 B 族维生素、腺苷谷胺等对症治疗。是否停用抗结核药可根据患者耐受程度及结核病严重程度综合考虑决定。

（五）肾损伤处理

一旦发现肾损害的药品不良反应,应即去除引发因素,并停用抗结核药物。改善一般状态,补充足够的液量和热量、维生素。积极处理腹胀,补充蛋白质、支链氨基酸、必要电解质。同时,注意液体出入量平衡,适当应用利尿剂。当出现急性肾功能不全时应选用透析疗法,以达到尽快排除有害药物,保护肾功能;如出现大量蛋白尿而致低蛋白血症时,需及时补充血清蛋白,改善营养状态。

（六）造血系统损害处理

立即停用抗结核药物并去除诱发因素。如出现血红蛋白尿时,需给予大量补液,保证有足够量的尿液排出,并碱化尿液,注意电解质平衡。当出现严重造血功能障碍时需少量输新鲜血或成分血,以尽快达到缓解症状。如出现粒细胞减少时,需立即停药,不必过分依赖药物,多数患者呈良性过程;定时随诊,必要时对症处理。

第七章　治疗管理

坚持完成预防性治疗疗程是获得良好的预防性治疗保护效果的重要决定因素,而良好的治疗管理是保证完成预防性治疗疗程的核心环节,通过对预防性治疗对象开展督导用药、监测和处理不良反应、提供必要的心理关怀等有效措施,能够提高预防性治疗对象的依从性,减少不规律用药风险,从而达到预期的预防性治疗效果。

第一节　治疗管理对象和方式

一、管理对象

所有纳入预防性治疗者均为管理对象。

二、管理方式

为保证 LTBI 者在预防性治疗过程中坚持治疗,完成规定的疗程,及早发现不良反应,尽早识别活动性结核病患者,从而确保预防性治疗的保护效果,应在预防性治疗过程中采取有效的管理措施。预防性治疗人员需接受医务人员或其他用药管理人员(经过培训的基层卫生工作者、护士、志愿者或者家庭成员)的全程管理和定期随访评估。用药管理者可以选择医务工作者、家庭成员、志愿者等非医务人员,也可选择智能工具。非医务人员的管理者要满足如下条件:

18~65 岁；初中及以上文化程度；经过培训后能够督促 LTBI 者治疗和填写相关记录。常见的管理方式包括以下几类：

（一）医务人员管理

由医务人员对 LTBI 者进行治疗管理的管理方式。负责治疗管理的医务人员以基层医疗卫生机构的医务人员为主，结核病定点医疗机构、疾病预防控制机构的相关医务人员也可实施督导治疗。

（二）家庭成员管理

由 LTBI 者的配偶、父母、子女，以及与 LTBI 者一起生活的其他家庭成员，对 LTBI 者进行治疗管理的管理方式。

（三）志愿者管理

由志愿者（校医／卫生责任老师或班主任等、同学、狱警、已完成预防性治疗的 LTBI 者及其他人员）对 LTBI 者进行治疗管理的管理方式。

（四）智能工具辅助管理

借助电子药盒、手机等智能工具，对 LTBI 者进行治疗管理的管理方式。智能工具至少要具备定时提醒治疗和记录治疗行为的功能。

（五）自我管理

符合治疗管理人员条件的 LTBI 者如不具备执行前四种管理方式条件，在接受医疗机构培训后，可选择自行对结核病预防性治疗进行管理的方式。

第二节　治疗管理内容和流程

一、管理内容

1. 督促预防性治疗者按时接受预防性治疗和定期检查，确保其做到全疗程规律、安全用药。

2. 化学性预防性治疗者需要定期随访,原则上至少每月一次,以评估其预防性治疗的不良反应,一旦发现不良反应,应该请专科医生及时给予正确处理;同时提醒服药者,如果发生不良反应,包括恶心、呕吐、腹部不适、持续疲倦或者乏力、尿色暗淡、黄疸等,及时跟医护人员联系,提示肝损伤的要紧急评估,如果无法得到医务人员及时处理,建议预防性治疗者立即停药。

3. 及时识别预防性治疗者治疗期间出现的结核病可疑症状,一旦出现,立即督促其前往结核病定点医疗机构做进一步检查;如果确定为结核病,应该停止预防性治疗,并且开始抗结核病治疗。

4. 及时关注漏用药的情况,并且查找原因,提供必要的支持,避免后续出现类似的情况。

5. 关注合并症的管理,必要时咨询主管医生。

6. 询问怀孕、体重变化等情况,必要时调整剂量,特别是对幼儿重量变化比较迅速的情况下,需要调整用药剂量。

7. 对预防性治疗者及其家属进行结核病预防性治疗知识的健康教育,提高预防性治疗者的治疗依从性及家属督促治疗的责任心。

二、管理流程

(一)治疗前健康教育

负责预防性治疗的医生应在结核感染者预防性治疗前,对其及家属进行针对性的健康教育(具体内容参见第八章),同时与 LTBI 者签订知情同意书。

(二)确定治疗管理方式

医疗机构的医生要根据 LTBI 者的实际情况(如文化程度、共同居住的家庭成员,以及服药的便利程度等),与其共同商定适宜的治疗管理方式;同时嘱咐感染者要配合基层医疗卫生机构医生对其开展定期随访管理工作。若感染者选择"智能工具辅助管理",医生还需培训感染者和/或家属如何使用智能工具,并做好应用智能工具的各项准备和培训指导工作。医生要将LTBI者的基本情况、联系方式、管理方式、治疗方案等信息填写在"结核病预防性治疗卡"(附件4)中。

对于学生、羁押人员、HIV感染者/AIDS患者的预防性治疗,可按照以下建议选择合理的管理方式。

1. 托幼机构、中小学及有条件的大专院校学生(在校期间)、羁押人员或在福利、养老机构看护的老年人、孤儿等集中生活的LTBI者建议选择由机构管理人员(校医/卫生责任老师或班主任/辅导员、狱警或看护人员)等志愿者管理的方式开展预防性治疗;无条件实施全程监督治疗管理的大专院校、羁押场所等,可由接受预防性治疗的学生个人按照要求进行自我治疗管理。

2. HIV感染者/AIDS患者中的LTBI者开展预防性治疗,建议由各级艾滋病防治网络人员实施直接面试下的管理方式,即医务人员管理的方式。

(三) 督导服药

在LTBI者服药日,要由督导人员(医务人员、家庭成员、志愿者等)对LTBI者进行督导服药,或由智能工具提醒LTBI者服药,并填写结核病预防性治疗卡(附件4)。若服药期间出现了治疗中断,则需按照"结核病预防治疗出现中断治疗的处置原则"(详见表7-1)的要求进行处理。

对于学校、福利/养老、羁押场所等机构开展预防性治疗的LTBI者,若LTBI实施自我管理,则所在机构管理人员(校医、卫生管理员)需每周进行一次面对面的访视,核实是否规律服药,了解是否发生不良反应,并向属地基层医疗卫生机构报告治疗管理情况。

表 7-1　结核病预防治疗出现中断治疗的处置原则

TPT 治疗方案	治疗中断的持续时间	下一步处理方法
3HR,4R,6/9H	少于 2 周	返回后立即恢复预防性治疗,并将漏服的天数增加到总治疗持续时间。下一次随访日期无须更改,但最后一次随访将因额外增加的天数推迟,从而补足错过的剂量(例如,如果接受 3HR 治疗的 LTBI 者错过了 3 天的治疗,则继续进行预防性治疗从开始之日起总共 3 个月 +3 天)
	超过 2 周	• 如果服药时间超过疗程 80% 后发生治疗中断,则无须采取任何措施。继续并按照原始计划完成剩余的治疗。 • 如果服药时间少于疗程 80%,并且治疗过程仍可在预期的完成时间内完成,即治疗持续时间 +1/3 的额外疗程,则无须采取任何措施。继续并按照原始计划完成剩余的治疗。 • 如果服药时间少于疗程 80%,并且治疗过程无法在预期的完成时间内完成,请考虑重新开始整个 TPT 过程
3HP	每周漏服一剂	• 如果在 2 天内记住了错过的剂量,则立即补服该剂量。继续按原计划进行时间表(即按照相同的时间表继续服用剩余剂量)。 • 如果在 2 天后仍记得遗漏的剂量,则立即服用遗漏的剂量,并将每周服药的时间表更改为服用遗漏的剂量直到治疗完成的那一天。这样可以避免间隔少于 4 天服用 2 周一次的剂量
	每周漏服 1 剂以上	• 如果错过了每月 2~6 剂之间的剂量,则继续治疗直至全部服用 24 剂,从而将治疗时间延长至最多 16 周。 • 如果错过每月 8 剂或更多剂量,考虑重新开始整个 TPT 过程。 • 如果无法遵守每月服药程序,建议停用 3HP,并提供替代(每日)方案

(四)定期随访

基层医疗卫生机构要对开展预防性治疗的 LTBI 进行定期随访评估。评估内容包括:结核病可疑症状评价、预防性治疗依从性评价、药品不良反应及处置措施评价、心理状态及社会支持评价等。随访评估的频次为：对于由医务人员督导服药的 LTBI 者，医务人员至少每月随访 1 次；对于由非医务人员或智能工具辅助管理的 LTBI 者，基层医疗卫生机构医生要在开始治疗的第一个月随访 2 次（除治疗前访视外），从第二个月起至少每月随访 1 次，并记录随访评估结果。随访评估可采用上门访视、约定地点面谈、电话访谈等方式。

（五）心理关怀

积极开展以 LTBI 者为中心的全疗程治疗管理关怀服务，包括明确承诺保护其隐私；设定治疗目标，制订治疗计划；为存在治疗中断风险人群提供有针对性的解决方案；提供预防性治疗全疗程的心理咨询服务等。鼓励各地根据实际对 LTBI 者提供包括营养、交通、通信及误工等补贴或发放营养品的措施，以激励其完成疗程。

三、特殊情况处理

对于学生开学（放假、毕业）、羁押人员收监（出狱）及因其他疾病入院（出院）等在治疗期间需要更改治疗管理方式的 LTBI 者，要由原督导人员负责通过基层医疗卫生机构联系疾病预防控制机构，重新落实其管理方式和能够开展治疗管理的督导人员，但为避免管理脱节，社区管理工作仍由原所在基层医疗卫生机构负责。原督导人员要将剩余药品、治疗管理需要填写的相关表格交由 LTBI 者。新确定的督导人员应从开展督导管理当天开始履行督导职责，并负责填写相关表格。涉及跨区域管理的 LTBI 者，还要按照跨区域管理流程开展信息传递和管理工作。

对于需要离开居住地但尚未完成疗程的 LTBI 者，要实施跨区域管理，以确保其继续治疗并完成疗程。具体要求详见国家结核病防治指南中"跨区域肺结核患者管理"的流程开展信息传递和管理工作。

四、停止治疗和效果评价

当 LTBI 者停止治疗时,要进行治疗转归评价。并对预防性治疗接受度、依从性、不良反应和效果等情况进行总体评价。

(一) 停止治疗

当 LTBI 者停止治疗时,负责预防性治疗的医疗机构要及时将停止治疗的相关信息告知基层医疗卫生机构和疾病预防控制机构,由基层医疗卫生机构对 LTBI 者进行结案评估,并将归档材料上报至负责预防性治疗的医疗机构。负责预防性治疗的医疗机构要根据基层医疗卫生机构上报的信息和 LTBI 者治疗随访复诊的信息,对 LTBI 者的治疗管理情况综合判定并结案。LTBI 者的预防性治疗可能有以下结局:

1. 完成治疗 在原计划的时间内服用推荐剂量的 80% 及以上或者在原计划疗程基础上延长 1/3 疗程后完成推荐剂量的 90%(表 7-2)。

表 7-2 不同预防性治疗方案完成预防性用药表格

预防性治疗方案	服药疗程 / 月	推荐剂次	推荐剂次的 80%	延长 1/3 疗程后的治疗完成时间 / 天	延长 1/3 疗程后的推荐剂次的 90%
6H(每天)	6	180	144	240	163
3HR(每天)	3	90	72	120	81
3HP(每周两次)	3	24	20	32	22
4R(每天)	4	120	96	160	108

2. 失败 在预防性治疗期间任何时间发展为活动性结核病。

3. 死亡 在预防性治疗期间由于任何原因死亡。

4. 失访 6-9H 方案连续中断 8 周或以上;3HP、3HR 和 4R 方案连续中断 4 周及以上。

5. 不良反应停药 由于不良反应或药物相互作用由临床医生停止治疗或调整方案。

6. 未评估 治疗记录丢失无法开展评估，或转移到其他医疗机构开展治疗无法获得评估资料等情况。

(二) 效果评价

疾病预防控制机构要对结核病预防治疗进行定期评价，评价内容主要包括：用药者定期随访及取药的情况、规律用药的情况、应接受治疗人数、实际接受治疗人数，完成治疗人数、用药过程中发生不良反应人数，因不良反应停止治疗人数、用药过程中及用药后发生活动性结核病人数等。提供结核病预防性治疗的机构应对用药者的资料予以定期记录、汇总，并留存相应资料。

第八章　宣传动员

对 LTBI 者开展宣传动员是提高结核预防性治疗的重要措施之一,通过政府倡导、社会动员和健康教育等措施,改善资源和政策等社会环境,提升大众对结核潜伏感染和预防性治疗的认知,能够在很大程度上提高预防性治疗的接受度,提升用药依从性,进而达到比较好的预防效果。

第一节　政　府　倡　导

各级政府是结核病防治的主导责任方,在结核病预防性治疗的政策制定和实施中发挥着重要的推动作用。对政府的宣传倡导工作应重点围绕当地的结核病疫情、结核病防控措施的落实情况及存在问题、预防性治疗的重要性和面临的挑战等,可促使其提升对结核病预防性治疗工作的重视,制定出台相关政策,落实工作经费及人员保障,从而推动结核病预防性治疗工作的落地实施和可持续发展。

对于各级政府的倡导可以采用面对面汇报、文字汇报、工作报告等工作汇报形式;也可以通过邀请政府参事室或政研部门参与调研、出席结核病防治相关会议或活动;还可以通过报刊电视或网络新媒体宣传、传统的宣传材料等形式,以及通过两会提案、议案等方式。

第二节 社 会 动 员

结核病预防性治疗的实施需要动员社会相关部门和单位(如聚集性疫情多发的学校、企业单位等)共同参与,结合结核病防控日常宣传普及预防性治疗的知识和重要意义,使相关部门、单位形成统一认识,为开展结核病预防性用药工作创建支持环境,确保预防性治疗的顺利实施。

第三节 健 康 教 育

健康教育是一种有计划、有组织、有系统的社会教育活动,其目的是使人们自觉采纳有益于健康的行为和生活方式,消除或减轻影响健康的危险因素。针对结核病预防性治疗开展健康教育活动,是普及结核病防治知识,认知 LTBI 危害,提高预防性治疗的可行性、可接受性和依从性的重要保障,是推动结核病预防性治疗顺利实施的有力手段。针对不同的人群应采取针对性的健康教育的要点和方式。

一、面向结核分枝杆菌潜伏感染者的健康教育

面向 LTBI 者开展健康教育,关键在于提高他们对结核病预防性治疗的可接受性和依从性。健康教育应贯穿于结核病预防性治疗的全过程。

(一)不同阶段的健康教育要点

1. 结核病预防性治疗前期的健康教育 重点内容包括:LTBI 的危害、实施结核病预防性治疗的重要性和必要性、结核病预防性治疗适宜人群及有关注意事项等等。通过医务人员面对面宣传教育、发放宣传手册、播放宣传视频等方式,提高 LTBI 者对结核病预防性治疗的认知,消除顾虑,形成自觉参与、积极配合的良好氛围。

2. 结核病预防性治疗期间的健康教育　结核病预防性治疗期间,重点是提高 LTBI 者的治疗依从性并做到遵医嘱定期复查。此阶段可通过医务人员面对面宣传、典型案例宣传等方式,树立 LTBI 者的信心、疏导心理压力、正确对待和处理可能出现的不良反应、关爱用药者健康。

3. 结核病预防性治疗结束后的健康教育　结核病预防性治疗后,接受预防性治疗的人群关注的是后期效果。可通过医务人员面对面宣传教育、发放宣传手册、播放宣传视频等方式,让完成预防性治疗者正确认识结核病预防性治疗的保护效果,即结核病预防性治疗可有效降低 LTBI 者发展为活动性结核病患者的风险,但保护效果并非 100%,同时亦有再次感染的风险,因此仍应该保持良好的生活及卫生习惯,一旦出现肺结核可疑症状,应及时就诊。

(二)针对潜伏感染者健康教育的核心知识

1. 密切接触肺结核患者就可能被感染。

2. 一旦抵抗力下降,LTBI 者就可能发展为结核病患者。

3. 在当前没有有效疫苗情况下,预防性治疗是降低 LTBI 者发展为结核病患者的有效手段。

4. 科学、规范的结核病预防治疗是安全有效的,即使出现个别不良反应也是可控的。

5. 坚持规范治疗,不要随意中断、停止治疗或更改治疗时间和药物剂量。

6. 治疗期间出现不适不要紧张,应及时向所在地乡(街道)、村(社区)卫生人员或县级疾控中心、定点医院反映。

7. 对学生 LTBI 者实施预防性治疗不仅能有效阻止个体发病,对防范学校结核病流行也有着重要作用。

8. 学校应积极支持和配合 TPT 的实施,督促受施者治疗,并为其提供必要的治疗条件与关心关爱。

9. 保证充足的睡眠,合理膳食,加强体育锻炼,提高抵御疾病能力。

10. 预防性治疗后仍有极个别会发病,也会存在再次感染的风险,应予正确理解和对待。

（三）针对结核潜伏感染者开展健康教育的形式

针对结核潜伏感染者的健康教育可以采用以下形式:

1. 面对面宣传 培训、讲座、面对面沟通。

2. 媒体宣传 传统媒体,如标语、传单、折页、宣传画、海报、宣传手册、知识手册等;新媒体,如网络社交媒体、微视频、微电影等。

3. 典型案例宣传。

4. 在学校开展健康教育课、主题班会、知识竞赛等。

5. 与相关学科结合,将有关预防结核病的知识渗透到学生思想品德、生物、体育与健康、综合实践活动等课程中。

6. 开发和利用适于学生的宣传材料,如动画、小画册、笔记本、校园广播、板报、新媒体作品等。

7. 通过"致家长的一封信",将结核病防治知识通过学校向家庭辐射。

二、面向医务人员的健康教育

实施结核病预防性治疗的医疗机构、疾病预防控制机构及基层医疗卫生机构相关人员等也是健康教育的重要对象。针对医务人员的健康教育,以统一思想、建立共识、强化和普及结核病预防性治疗技术规范、提高与 LTBI 者沟通的技巧等为目标。

（一）针对医务人员健康教育的核心知识

1. 实施结核病预防性治疗是预防和控制结核病疫情的重要策略。

2. 医疗机构、疾病预防控制机构、基层医疗卫生机构应积极配合,自觉履行各自职责。

3. 参与实施 TPT 的医务人员应事前接受系统培训,详细了解实施方案,熟练掌握结核感染者筛查、感染者判定、治疗对象确定、治疗方法与注意事项、不良反应判断与处置、治疗管理等各环节技术要点,严格遵守技术规范。

4. 强化治疗管理,加强治疗期间健康监测,做好心理疏导是提高保护效果和治疗依从性的重要保障。

5. 加强与目标人群沟通,取得理解和支持,始终坚持知情自愿原则。

（二）针对医务人员健康教育的形式

针对医务人员健康教育宜采取研讨会、培训、现场指导和模拟演练等形式。

三、面向公众针对结核病预防性治疗的健康教育

结核病预防性治疗是预防和控制结核病的有效措施,面向公众针对结核病预防性治疗的健康教育以普及结核病防治知识、宣传结核病潜伏感染现状与危害,以及实施结核病预防性治疗的必要性、可行性为重点,充分利用各类健康教育形式,全面提升广大民众对结核病预防性治疗的认知度和参与度。

（一）针对公众健康教育的核心知识

1. 结核病是一种慢性呼吸道传染病,严重危害人类健康。

2. 我国约 1/4 的人已经感染了结核菌,一旦免疫力下降,他们就可能发展为活动性结核病患者。

3. 实施预防性治疗是降低结核病感染者发展为活动性结核病患者的有效措施。

4. 预防和控制结核是我们共同的责任。

（二）针对公众健康教育的形式

针对公众的健康教育可以采用以下形式:

1. 常规宣传　传统媒体,如面对面培训、讲座、发放宣传材料、制作和发放宣传品、报纸、公益广告、宣传画、海报等;应用新媒体,如互联网社交媒体、微信、微博、微电影、网络游戏等方式宣传;利用地方 12320 公共卫生热线;社区公共卫生均等化服务宣传里加入结核病健康教育。

2. 利用世界卫生主题日进行宣传 如"3·24"世界防治结核病日、百千万志愿者结核病防治知识传播活动等。

3. 典型案例宣传 利用结核病防治展板、影像资料和患者经历等进行情景宣传。

第九章　监测与评估

预防性治疗监测是通过长期、连续、系统地收集 LTBI 者预防性治疗的相关信息资料，经过分析将结果反馈给有关人员，以便采取相应的措施并评价其效果。预防性治疗评估是对监测信息进行分析、评价预防性治疗的实施情况和效果。预防性治疗的监测和评估对于评价结核病预防性治疗措施实施情况以及预防性治疗的效果至关重要，也是国家结核病防治规划评价的重要组成部分。

第一节　资 料 来 源

LTBI 者预防性治疗监测基本信息来源于结核感染筛查表、结核病预防性治疗登记本和结核病预防性治疗卡等。各地根据监测内容与评估指标的需求，可以开发和使用有助于医务人员管理，并且方便预防性治疗对象的数字化工具。

第二节　监 测 信 息

TPT 的监测内容应该涵盖 TPT 实施流程中的目标人群筛查、评估、预防性治疗以及效果评价等各个环节，密切监测 TPT 每个环节的实施情况，能够客观反映 TPT 的实施情况和保护效果。

一、结核感染筛查信息登记

所有负责开展预防性治疗的医疗机构在开展预防性治疗工作时应填写相应的"结核感染筛查表"(附件 2)。其中对病原学阳性肺结核患者的家庭密切接触者、学校活动性肺结核患者的密切接触者筛查时填写"结核病密切接触者筛查表"(附件 2.1),对 HIV 感染者 /AIDS 患者、使用抗肿瘤坏死因子 α 单克隆抗体、长期应用透析治疗、准备做器官移植或骨髓移植者、矽肺患者、长期应用糖皮质激素和其他高危人群筛查时填写"HIV 感染者和其他高危人群结核潜伏感染筛查表"(附件 2.2)。

县(区)级疾病预防控制机构要定期了解当地高危人群的结核和感染筛查情况。

二、预防性治疗信息登记

负责开展预防性治疗的机构应及时填写"结核病预防性治疗登记本"(附件 3)。结核病预防性治疗登记本内容主要包括预防性治疗方案、开始治疗日期、不良反应类型和程度、完成治疗日期、治疗结局等。对于发展为结核病患者的要记录转为患者的日期。

基层医疗卫生机构等负责 LTBI 预防性治疗的机构,要及时填写"结核病预防性治疗卡"(附件 4),记录患者用药管理方式、治疗方案、用药记录以及停止治疗日期等。预防性治疗者完成治疗后,基层医疗卫生机构要将"结核病预防性治疗卡"(附件 4)交至辖区内的结核病定点医疗机构留存。

三、跨区域预防性治疗者信息管理

县(区)级对转出但尚未完成规定疗程的预防性治疗者实施跨区域管理。转出地负责向转入地提供的转出治疗者的筛查和治疗管理信息,跟踪转出治疗者的治疗管理并负责完成预防性治疗转归结果的登记报告。转入地负责对转入本地的治疗者进行追踪和访视,确保治疗者在转入地完成后续的治疗和管理。

第三节 评估内容和指标

一、评估内容

LTBI 者预防性治疗评估内容主要包括预防性治疗工作开展情况以及效果评价。其中工作开展情况包括目标人群结核感染筛查情况、预防性治疗覆盖情况、规范治疗管理情况、不良反应发生情况等。预防性治疗的效果评价主要包括预防性治疗的保护率以及对发病率的影响等。

二、主要评估指标

（一）目标人群感染筛查率

1. 指标定义　指一定期间内、某一地区目标人群中进行了结核病感染检测的人所占的比例。

2. 计算公式

$$目标人群感染筛查率 = \frac{同期完成结核感染筛查人数}{某一时期目标人群总数} \times 100\%$$

3. 指标意义和解读　目标人群感染筛查确定感染的人群，是开展结核病预防性治疗的基础。儿童接触者及 HIV 感染者 /AIDS 患者两类人群的筛查率和预防性治疗覆盖率是 WHO 终止结核病战略十大核心监测指标之一。根据本指南所确定的不同目标人群，可以分别计算其筛查率：①病原学阳性肺结核患者的家庭密切接触者（可区分 <5 岁和 ≥5 岁）筛查率（分母为登记的病原学阳性肺结核患者的家庭密接人口数）；②学校活动性结核病患者的密切接触者筛查率（分母为学校结核病疫情处置时确定的密切接触者人数）；③ HIV 感染者 /AIDS 患者筛查率（分母为截至报告期末，接受抗病毒治疗者总数 - 当前正在接受结核病治疗或正在评估结核病的

HIV 感染者 /AIDS 患者总数 - 既往根据国家政策规定的时间内完成结核病预防性治疗的 HIV 感染者 /AIDS 患者总数或估计数 - 由于合并症或禁忌证 [例如活动性肝炎、慢性酒精中毒、使用可能具有肝毒性的其他药物（如奈韦拉平）] 不适合进行或者决定退出结核病预防性治疗的 HIV 感染者 /AIDS 患者总数或估计人数）。

（二）预防性治疗接受率

1. 指标定义　指一定期间内、某一地区符合预防性治疗条件的人群中，接受预防性治疗者所占的比例。

2. 计算公式

$$预防性治疗接受率 = \frac{同期接受预防性治疗人数}{某一时期符合预防性治疗总人数} \times 100\%$$

3. 指标意义和解读　可以分别计算不同的预防用药对象，如符合预防性治疗的家庭密接者（<5 岁、≥5 岁）以及不同的治疗方案的预防性治疗覆盖率。该指标反映的是根据国家政策，符合预防性治疗条件者接受预防性治疗的情况，是预防性治疗的覆盖率的重要指标，也能够反映结核潜伏感染者对预防性治疗的接受程度。可以根据不同的预防性治疗覆盖水平，采取相应的改进措施，以提高预防性治疗覆盖率。儿童接触者及 HIV 感染者 /AIDS 患者预防性治疗覆盖率是 WHO 终止结核病战略十大核心监测指标之一。

（三）不良反应发生率

1. 指标定义　不良反应发生率是指因发生不良反应调整、终止预防性方案或采取临床对症处理的患者占接受预防性治疗患者的比例。

2. 计算公式

不良反应发生率 = 因不良反应调整、终止方案或采用临床对症处理的患者数 / 同期接受预防性治疗的患者总人数 ×100%

3. 指标意义和解读　该指标反映接受预防性治疗者中出现不良反应的情况，是反映预防性治疗安全性的指标。

（四）因不良反应停止治疗率

1. 指标定义　指一定期间内、某一地区接受预防性治疗者中因不良反应停止治疗者的比例。

2. 计算公式

$$因不良反应停止治疗率 = \frac{同期因不良反应停止治疗者人数}{某一时期接受预防性治疗总数} \times 100\%$$

3. 指标意义和解读　该指标反映接受预防性治疗者中出现严重不良反应而停止治疗的情况，侧面反映不良反应严重程度的指标。

（五）预防性治疗完成率

1. 指标定义　指一定期间内、某一地区接受预防性治疗者中，按照规定方案完成治疗者的比例。

完成治疗是指预防性治疗者在预期治疗时间内完成应用药剂次数的 80% 及以上，或者在原计划疗程基础上延长 1/3 疗程后完成推荐剂量的 90%。

不同预防性治疗方案完成治疗情况见表 7-2。

2. 计算公式

$$预防性治疗完成率 = \frac{同期完成治疗人数}{某一时期接受预防性治疗总数} \times 100\%$$

3. 指标意义和解读　该指标反映预防性治疗者的依从性和机构管理的质量。预防性治疗的效果取决于预防性治疗的完成程度，因此，该指标有助于评估预防性治疗的实施质量。

（六）预防性治疗期间结核病发生率

1. 指标定义　指一定期间内、某一地区接受预防性治疗者中，在治疗期间出现结核病患者的比例。

2. 计算公式

$$\begin{array}{c}预防性治疗期间\\结核病发生率\end{array} = \frac{同期预防性治疗期间发生\\结核病患者人数}{某一时期开展预防性治疗总人数} \times 100\%$$

3. 指标意义和解读　该指标会受到预防性治疗前排除结核病

患者情况以及预防性治疗保护效果等因素的影响。

（七）完成预防性治疗者结核病发生率

1. 定义和意义　指某一地区完成预防性治疗者中,在一定期间内(通常以年计算)发生结核病的比例。

2. 计算公式

$$\text{完成预防性治疗者结核病发生率} = \frac{\text{同期内发生结核病患者人数}}{\text{某一时期完成预防性治疗总人数}} \times 100\%$$

3. 指标意义和解读　该指标反映完成预防性治疗对结核病发病率的中远期影响。

（八）预防性治疗者结核病保护率

1. 定义和意义　指在一定期间内,某一地区完成预防性治疗者的结核病发生率与同地区未接受预防性治疗人群结核病发病率下降的比例。

2. 计算公式

$$\text{预防性治疗者结核病保护率} = \frac{\text{（未接受预防性治疗者结核病发病率 –}\\\text{接受预防性治疗者结核病发病率）}}{\text{未接受预防性治疗者结核病发病率}} \times 100\%$$

3. 指标意义和解读　该指标反映完成预防性治疗对结核病发病率的保护效果,评价反映预防性治疗的中远期影响。

附 件

附件1 知情同意书（参考）

预防性治疗知情同意书

兹有_____,性别:□男 □女,年龄:____岁

经结核感染筛查确认您为结核潜伏感染者,并且符合预防性治疗的条件。预防性治疗包括化学预防性治疗和免疫预防性治疗,根据您的情况,建议您选择下面其中一种方案进行预防性治疗。

化学预防性治疗方案 6~9 个月异烟肼每天服用;3 个月异烟肼和利福喷丁每周服用两次;3 个月异烟肼和利福平每天服用;或者 4 个月利福平每天服用。

免疫预防性治疗是注射母牛分枝杆菌,每 2 周一次,共注射 6 次。

您选择的预防性治疗方案为:□ 6H □ 9H □ 3HP □ 3HR □ 4R
　　　　　　　　　　　　□ 免疫治疗
　　　　　　　　　　　　□ 其他:_____

1. 预防性治疗的益处　结核病为慢性呼吸道传染病,患结核病将给自己的工作、生活带来很大伤害。5%~10% 的结核菌感染者在一生中某个阶段会发展为活动性结核病,对存在高危因素的人群(儿童、HIV 感染者或其他免疫受损者等)发展为活动性结核病概率更高。既往研究表明,结核病预防性治疗的保护率能够达到 60%~90%。

2. 预防性治疗的风险　预防性服用的抗结核治疗药品,可能会发生不良反应,但不良反应发生率较小。服药期间我们会密切观察不良反应,一旦出现不良反应,做到及时识别、就诊和处理。

3. 预防性治疗注意事项

(1)坚持规律按疗程服药,避免影响预防效果和耐药发生。

(2)治疗期间如发生恶心、呕吐、食欲下降等应及时咨询主管医生。

(3)遵医嘱定期接受相关观察和检查。

(4)疗程结束后将"服药记录卡"交给主管医生。

谢谢您的合作!

□同意治疗　□拒绝治疗

治疗单位＿＿＿＿＿＿＿＿＿＿＿＿＿　　电话:＿＿＿＿＿＿＿＿＿＿＿＿＿

感染者或家属签名＿＿＿＿＿＿＿＿＿＿＿　　医生签名＿＿＿＿＿＿

日期＿＿＿＿＿年＿＿＿月＿＿＿日

(此协议书一式两份,服药者和治疗单位各存一份)

附件 2　结核感染筛查表

附件 2.1　结核病密切接触者筛查表

指示病例		接触者基本信息				接触者类型		感染检测情况						症状筛查			胸部X线片检查			是否有TPT禁忌证	是否为TPT对象	是否接受TPT	备注
								PPD		TBST		IGRA			是否有结核可疑症状									
姓名	结核病原学检查结果	姓名	性别	年龄	联系电话	家庭内	家庭外	检测日期	横径/纵径 mm	检测日期	检测结果	检测日期	检测结果	日期	是	否	检查日期	检查结果	筛查结果				

填表说明

1. 表格中所有日期，均需填写月、日，如：4月1日填写为"4.1"。
2. PPD 直接在横径*纵径栏填写；未查者需在备注栏填写未检测原因。
3. TBST 检测结果：以阿拉伯数字填写，1=阴性，2=阳性，3=未查。未查者需在备注栏填写未检测原因。
4. IGRA 检测结果：以阿拉伯数字填写，1=阴性，2=阳性，3=不确定，4=未查。
5. 结核病可疑症状是指有咳嗽、咳痰≥2周，咯血或者血痰，略轻减轻和盗汗等。
6. 胸部X线片检查结果填写：1=未见异常，2=异常（疑似结核病变），3=异常（非结核病变），4=未查。
7. 筛查结果：以阿拉伯数字填写，1=未见异常，2=感染阳性，3=疑似结核，4=其他（包括未查）。
8. 是否有TPT禁忌证：以阿拉伯数字填写，1=没有；2=有，并填写具体的禁忌证。
9. 是否为TPT对象：以阿拉伯数字填写，1=是，2=否。
10. 是否接受TPT：以阿拉伯数字填写，1=是，2=否。

附件 2.2 HIV 感染者/AIDS 患者和其他高危人群结核感染筛查表

基本信息					感染检测情况							症状筛查			全面体格检查			胸部 X 线片检查		筛查结果	是否有 TPT 禁忌证	是否为 TPT 对象	是否接受 TPT	备注
姓名	性别	年龄	联系电话	人群类别	PPD			TBST		IGRA		日期	是否有结核病可疑症状		是否排除肺外结核			检查日期	检查结果					
					检测日期	横径×纵径/mm		检测日期	检测结果	检测日期	检测结果													
						横径	纵径						是	否	是	否								

填表说明

1. 表格中所有日期,均需填写月、日,如:4 月 1 日填写为"4.1"。
2. 人群类别:1=HIV 感染者;2=HIV 感染者/AIDS 患者;3=长期应用肿瘤坏死因子 α 单克隆抗体;4=准备做器官移植或骨髓移植者;5=矽肺患者;6=长期应用糖皮质激素;7=其他,请注明。
3. PPD 检查结果:直接在横径×纵径栏填写;未进行检测者,需在备注栏填写未检测原因。
4. TBST 检测结果:以阿拉伯数字填写,1=阴性,2=阳性,3=未查。
5. IGRA 检测结果:以阿拉伯数字填写,1=阴性,2=阳性,3=不确定,4=未查。
6. 结核病可疑症状者是指有咳嗽、咳痰≥2 周,咯血或者血痰,体重减轻和盗汗等。
7. 胸部 X 线片检查结果:以阿拉伯数字填写,1=未见异常,2=异常(疑似结核病变),3=异常(非结核病变),4=未查。
8. 筛查结果:以阿拉伯数字填写,1=感染阴性,2=感染阳性,3=疑似阳性。
9. 是否有 TPT 禁忌证:以阿拉伯数字填写,1=没有,2=有,并填写具体的禁忌证。
10. 是否为 TPT 对象:以阿拉伯数字填写,1=是,2=否。
11. 是否接受 TPT:以阿拉伯数字填写,1=是,2=否。

附件3　结核病预防性治疗登记本

登记日期	登记号	姓名	性别	年龄/岁	体重/kg	人员类型	现住址/学校班级	治疗方案	开始治疗日期	不良反应发生情况		完成治疗日期	用药管理方式	治疗结局	转为患者日期	经诊医生
										不良反应类型	不良反应分级					

填写说明:

1. 登记号:按年度内开始治疗的顺序号登记,编制方法为:"年号＋登记流水号",共7位数,其中前4位为年号,流水号每年从"001"号开始,如2019年第一个治疗的结核潜伏感染者,登记号为"2019001"。

2. 人员类型:0＝结核病患者密切接触者,1＝HIV感染者/AIDS患者,2＝使用抗肿瘤坏死因子α单克隆抗体,3＝长期应用透析治疗,4＝准备做器官移植或骨髓移植者,5＝矽肺患者,6＝长期应用糖皮质激素,7＝其他,请注明。

3. 现住址/学校班级:现住址要具体到门牌号,学生要填写学校及具体班级。

4. 不良反应类型:以阿拉伯数字填写,0＝未发生过不良反应,1＝肝损伤,2＝胃肠道反应,3＝精神症状,4＝过敏反应,5＝肾损伤,6＝血液系统损害,9＝其他(请注明)。

5. 不良反应分级:1＝1级,轻度,无症状或者轻微,不需干预;2＝2级:需要较小、局部和非侵入性治疗;3＝3级:严重或者具有重要医学意义但不会立即危及生命,需要住院治疗;可能致残;4＝4级,危及生命,需要紧急治疗;5＝5级,与不良反应相关的死亡。

6. 用药管理方式:1＝医务人员管理,2＝家庭成员管理,3＝志愿者管理,4＝智能工具辅助管理,5＝自我管理。

7. 治疗结局:以阿拉伯数字填写,1＝完成治疗,2＝失败,3＝死亡,4＝失访,5＝不良反应停药,6未评估。

附件 4　结核病预防性治疗卡（式样）

姓名：_____　性别：_____　年龄：_____　登记号：_____

联系电话：_____　家属联系电话：_____　现住址：_____

用药方式：医务人员管理□　家庭成员管理□　志愿者管理□　智能工具管理□　自我管理□　学校班级：_____

治疗方案：_____　用药记录：_____　开始治疗日期：____年__月__日

日期 月序	1	2	3	4	5	6	7	8	9	10	11	12	13	14	15	16	17	18	19	20	21	22	23	24	25	26	27	28	29	30	31
1																															
2																															
3																															
…																															

停止治疗日期：____年__月__日　　　服药者签名：_____　　　督导人员签名：_____

填写说明：

1. 每次用药后在日期上打"√"。

2. 表格不够可自行增加。

附　图

附图 1　结核菌素皮肤试验标准化操作示意图

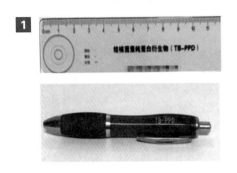

测量卡尺(或小塑料尺),标记硬结边缘的圆珠笔。

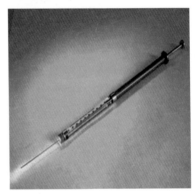

一次性蓝芯注射器(1ml)和 4~5 号针头。

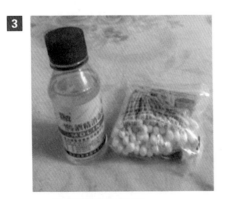

75% 酒精及消毒棉签。

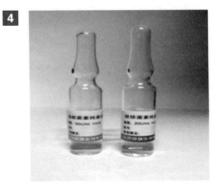

结核菌素纯蛋白衍生物。

5

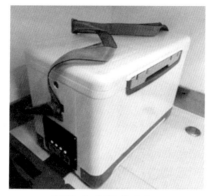

便携式冰桶或冰包。

第二步：操作前准备——操作者准备

1

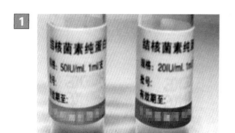

核对结核菌素试剂品名、剂量及有效期，如有沉淀、安瓿破损及过期者不得使用，用时应记录批号。

2

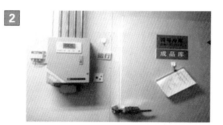

结核菌素应冷藏保存，不可直接放在冰上或泡在冰水中。

3

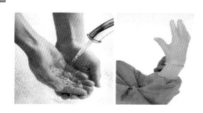

操作者洗手并戴上手套。

4

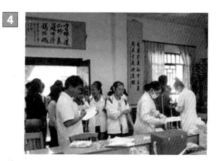

应在室内进行注射，避免日光直接照射。

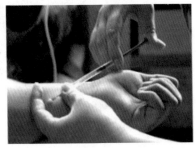

告知受试者不要在注射后擦洗注射部位,应保持局部干燥、清洁。告知受试者局部出现瘙痒、红肿、水疱时的处理方法,在注射后 48~72 小时返回看结果。

安瓿打开 30 分钟未用完应废弃。

第三步: 皮内注射

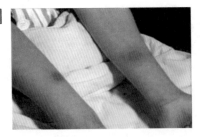

注射部位选择: 位于左前臂掌侧中下 1/3 交界处,避开瘢痕、血管和皱褶。

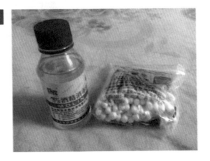

局部消毒: 用 75% 酒精消毒皮肤。

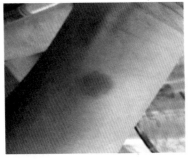

皮内注射: 待酒精蒸发干燥后,用 1ml 注射器吸取 0.1ml 结核菌素纯蛋白衍生物 TB-PPD,刻度和针孔斜面一致向上,托住被试验者的前臂并绷紧皮肤,将针尖平放在绷紧皮肤上,稍向下压,呈 4°~10° 角刺入皮内,不见针孔即可。一手固定针头,一手推药,缓慢、准确地注射 0.1ml(含 5IU PPD 或 2IU PPD)。注射部位呈直径为 6~10mm 大小的白色隆起。不要揉摩,将针稍捻转后退出。

第四步：扫描及结果判读

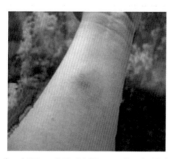

观察时间：以注射用 72 小时观察结果最佳。

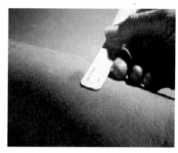

硬结的测量：测量前首先找到注射针眼，然后用食指从红晕周边向中心轻轻触摸，找到硬结边缘，确定横径和纵径测量点，并用透明的毫米尺测量。如果硬结边缘不清楚，需要轻触确定边缘后，用笔做标记，再进行测量。

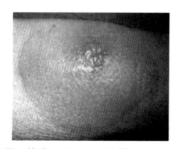

记录：首先记录硬结的横径，再记录硬结的纵径，以毫米数表示。局部有水泡、坏死、溃疡、双圈、淋巴管炎等记录在硬结毫米数后面。如：硬结横径为 16mm，纵径为 18mm，有水泡，则记录为"16×18，水泡"。

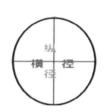

平均直径=(横径+纵径)/2

PPD 硬结反应：以硬结平均直径表示。硬结平均直径 =(横径 + 纵径)/2。

5

表 3-3 结核菌素皮肤试验检查记录表

PPD 批号：							PPD 有效期：			
序号	姓名	性别	年龄（周岁）	接种时间（月 日 时）	硬结直径（横径×纵径，mm）	水疱/淤血/坏死/淋巴管炎	硬结反应时间（月 日 时）	观试者签名	受试人签名	观察/记录人员签名

将结果记录在结核菌素皮肤试验检查记录表中。

附：结果判断

前臂局部硬结直径	无反应或<5mm	≥5mm<10mm	≥10mm<15mm	≥15mm	局部有双圈、水疱、坏死、淋巴管炎
反应结果	阴性	一般阳性	中度阳性	强阳性	强阳性
符号	－	+	++	+++	++++

附图 2　重组结核分枝杆菌融合蛋白(EC)皮肤试验标准化操作示意图

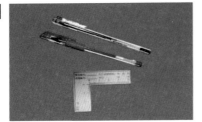

定制的 L 形直尺,标记红晕及硬结边界线的记号笔。

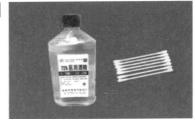

75% 酒精及消毒棉签。

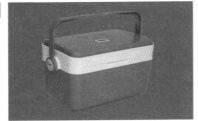

便携式保温箱及冰排。

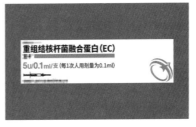

重组结核分枝杆菌融合蛋白(EC),预填充规格,有操作方便、用药安全、剂量准确等优点。

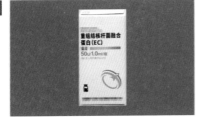

重组结核分枝杆菌融合蛋白(EC),规格 1.0ml,适合大规模筛查使用。

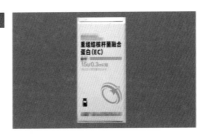

重组结核分枝杆菌融合蛋白(EC),规格 0.3ml,避免开启后多人份未能及时使用导致浪费和可能的交叉污染。

第二步：操作前检查

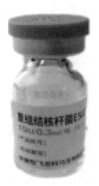

核对药物的有效期、瓶壁或预填充及内容物，如有沉淀、破损及过期者不得使用，用时应记录批号。

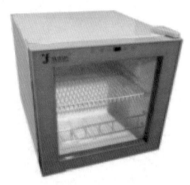

药品应 2~8℃冷藏保存，使用前应确认药品保存温度是否合格。

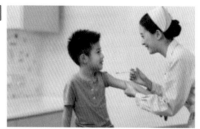

药品应避免阳光直射，在室内进行皮试。

药品开启后应在 30 分钟内使用，超过时间应当废弃。

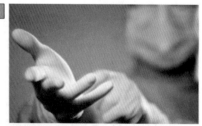

皮试开始前操作者应洗手并戴上一次性手套。

第三步：皮内注射

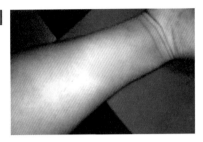

在左或右前臂掌侧中上部 **1/3** 且无瘢痕或病变处用 **75%** 酒精消毒皮肤。

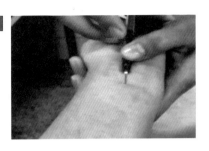

用 **1ml** 一次性注射器吸取足够量（排气后 **0.1ml**）药物，刻度和针尖孔斜面一致向上，左手拇指绷紧注射部位皮肤，右手持注射器，与皮肤呈 **5°~10°**（与皮肤几乎平行）刺入皮内，缓慢准确地注射 **0.1ml**。

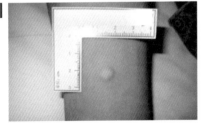

注射后要产生直径为 **6~10mm** 大小可见白色圆形隆起的皮丘（橘皮样小丘），并显露毛孔，边界清楚。注射完毕拔针时以边旋转 **90°** 边外拔方式为佳，皮试完成后继续观察 **30** 分钟。

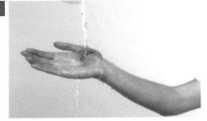

嘱 **72** 小时内注射部位切勿沾水，不要揉摩，会自行消退。注意，要求每注射一人次换一副手套，避免污染。

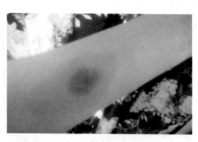

观察时间：以注射后 **48** 小时观察结果最佳。

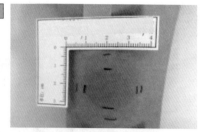

红晕或硬结的测量：在光线明亮处端平被注射者手臂，用红色记号笔分别标注肉眼观察清晰可见的红晕纵径和横径范围；然后用指尖轻轻地触摸，定位硬结边缘，并用黑色记号笔分别标注硬结的纵径和横径范围；最后分别并用 **L** 形直尺测量红晕或硬结横径和纵径毫米数。

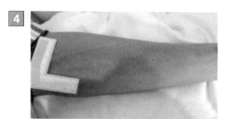

记录：首先记录红晕的横径及纵径，再记录硬结的横径及纵径，以毫米数表示；红晕大小 ＝（红晕横径 ＋ 红晕纵径）/2 ；

硬结大小 ＝（硬结横径 ＋ 硬结纵径）/2。

局部有水泡、坏死、淋巴管炎等为强阳性反应，记录在红晕或硬结毫米数后面。

反应	阴性	阳性	强阳性
判定标准	红晕且硬结大小 <5mm	红晕或硬结大小 ≥ 5mm	局部有水泡或坏死、淋巴管炎

附图3　γ干扰素释放试验标准化操作示意图
（T细胞）

第一步:IFN-γ 的体外释放

1

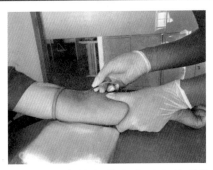

采集:采用静脉穿刺术,使用肝素抗凝的真空采血管采集全血标本,采集量不低于4ml。

2

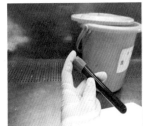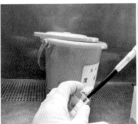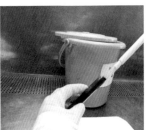

分装:在16小时之内将全血标本轻柔颠倒混匀3~5次后分装到"N""T""P"3种培养管中,1ml/管。

3

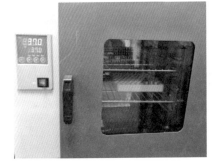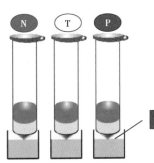

培养:将培养管轻柔颠倒混匀5次后,迅速放入37℃培养箱培养22小时 ±2小时,培养过程中保持培养管直立。

4

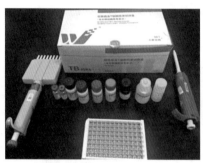
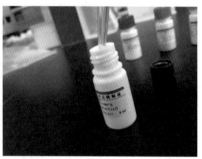

离心:培养后的全血以 3 000~5 000r/min。离心 10 分钟,取血浆进行 ELISA 检测,注意不可吸到细胞层。

第二步:IFN-γ 的定量检测

1

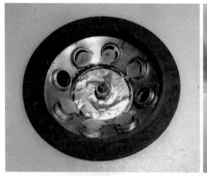
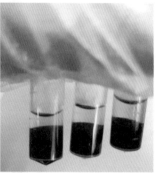

配液:试剂盒中各组分至少提前半小时平衡至室温,将浓缩洗涤液用蒸馏水或去离子水 20 倍稀释。

2

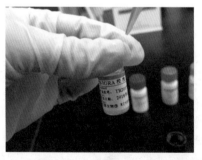

配制校准品:根据瓶签标识的体积加入新鲜去离子水或注射用水,待 2 ~ 3 分钟校准品充分溶解后,轻轻混匀,得到 400pg/ml 的校准品。用校准品稀释液对上述校准品进行稀释,最终得到的校准品浓度分别为 400pg/ml、200pg/ml、100pg/ml、50pg/ml、25pg/ml、12.5pg/ml。

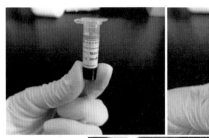
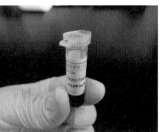
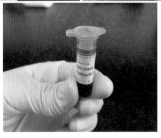

编号：将样品对应微孔按序编号，每个受试者的 **3** 种培养血浆各 **1** 孔，校准品各 **2** 孔，空白对照 **1** 孔（用双波长检测，可不设空白对照孔）。

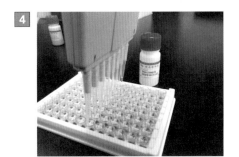

加样品稀释液：分别在相应孔中加入样品稀释液 **20μl**（空白对照孔除外）。

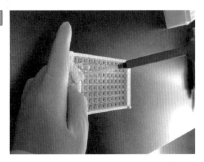

加样：分别在相应孔中加入待测样品或校准品各 **50μl**（空白对照孔除外），轻轻振荡混匀。

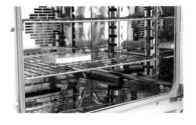

温育：用封板膜封板后，置 **37℃** 温育 **60** 分钟（温育后保留微孔内液体，不洗涤）。

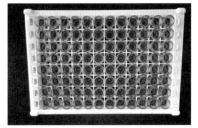

加酶：每孔加入酶标试剂 **50μl**，空白孔除外，轻轻振荡混匀。

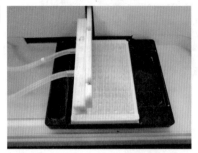

温育洗涤：用封板膜封板后，置 37℃ 温育 60 分钟。揭掉封板膜，用洗板机洗涤 5 遍，最后一次尽量扣干。

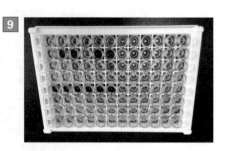

显色：每孔加入显色剂 **A、B** 液各 50μl，轻轻振荡混匀，37℃避光显色 15 分钟。

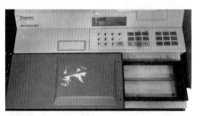

测定：每孔加终止液 50μl，轻轻振荡混匀，10 分钟内用酶标仪波长于 450nm 处（建议用双波长 450nm/600~650nm）检测，用空白孔调零点后测定各孔 A 值。

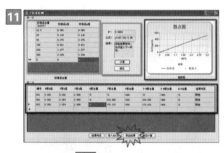

配有 ▨ 软件，更简便!

N	P−N	T−N	结果判定	结果解释
≤400	任何值	≥14并且 ≥$\frac{N}{4}$	阳性	感染结核分枝杆菌(结核活动期感染、潜伏感染或隐性感染)
	≥20	< 14	阴性	未感染结核分枝杆菌
	≥20	≥14但<$\frac{N}{4}$	阴性	
	< 20	< 14	不确定	不能确定是否感染结核分枝杆菌
	< 20	≥14但<$\frac{N}{4}$	不确定	
> 400	任何值	任何值	不确定	

附图 4　结核分枝杆菌特异性细胞免疫反应检测试剂盒(酶联免疫斑点法)实验操作示意图

一、实验前的准备工作

1 实验人员需穿着实验服,佩戴帽子、口罩、手套

2 实验所需设备

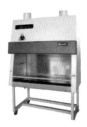
二级生物安全柜

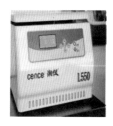
水平离心机

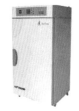
细胞培养箱

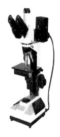
显微镜

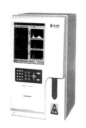
全血细胞计数仪

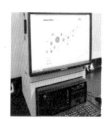
酶联斑点分析仪

3 配套试剂耗材

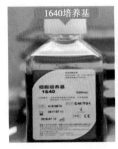
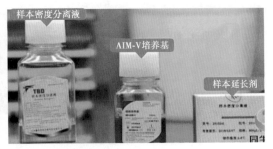

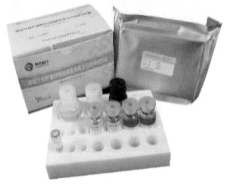

1640 培养基、样本密度分离液、AIM-V 培养基、样本延长剂、TS-SPOT.TB（酶联免疫斑点法）试剂盒、3ml 无菌吸管、15ml 无菌离心管、1.5ml 无菌 PE 管、0.5ml 无菌 PE 管、1ml 灭菌枪头、200μl 灭菌枪头、锐器盒、无菌支架、废液缸。所有试剂需室温平衡 30~60 分钟。

二、实验操作（第一天）

1

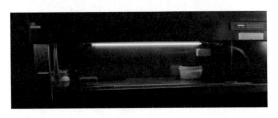

将生物安全柜电源开启打开紫外灯，照射灭菌 30 分钟。

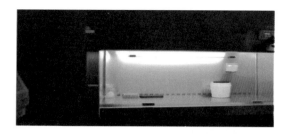

开启照明风机,将实验所需要的试剂及耗材,酒精喷施消毒后放入安全柜。

将血液样本做好编号按比例加入延长剂(每毫升血液加 5μl 延长剂),4 小时之内的血样不需要加入延长剂,盖好盖帽,缓慢颠倒 8~10 次,室温静置 20 分钟。

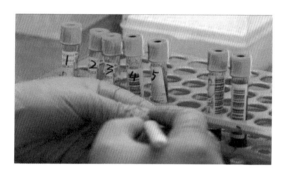

静置 20 分钟后,将血液样本全部导入一个 15ml 离心管内,加 1640 培养基至 9ml,用吸管吹打混匀。

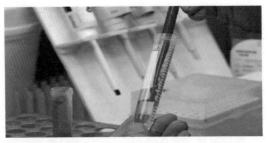

5

取一新离心管,加入 **4ml** 样本密度分离液,然后将样品沿管壁缓慢铺在分离液上面。

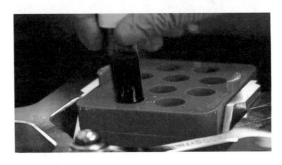

6

在水平离心机中 **1 000g**,室温离心 **20** 分钟。

7 取出离心管观察分离效果,正常情况下,血样会有明显分层。

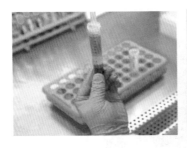 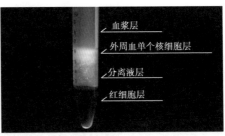

血浆层
外周血单个核细胞层
分离液层
红细胞层

8 用吸管吸取外周血单个核细胞层(乳白色环状细胞层)至离心管中,加入 **1640** 培养基至 **10ml**。

9 在水平离心机中 **600g**,室温离心 **7** 分钟。

10 取出离心管观察离心效果,正常情况下试管底部会细胞沉淀出现,弃掉上清,然后加入 **1640** 培养基至 **7ml**,将沉淀重悬,吹打混匀。

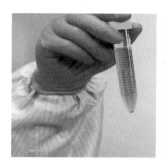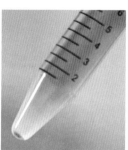

11 在水平离心机中 **350g**,室温离心 **7** 分钟。

12 取出离心管,观察离心效果,正常情况下试管底部会有细胞沉淀出现。

13

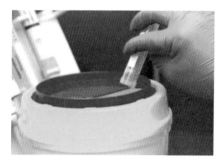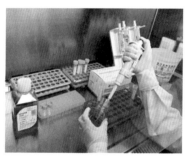

弃掉上清,然后加入 **500μl** 的 **AIM-V** 培养基将沉淀重悬,吹打混匀,吸取细胞悬液进行计数。

14

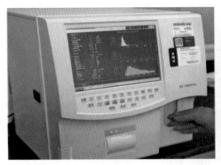
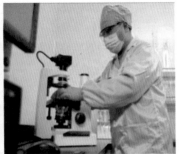

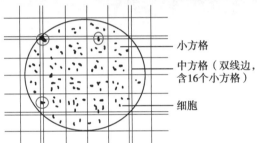

小方格

中方格（双线边，含16个小方格）

细胞

计数时可用全血细胞计数仪计数或者用显微镜进行计数。

15 吸取细胞悬液，进行细胞计数，记录 WBC 数值。

全血细胞计数仪计数：细胞浓度与稀释关系表

WBC 浓度 / $(10^9 \cdot L^{-1})$	WBC 悬液 / μl	AIM-V/ μl	WBC 浓度 / $(10^9 \cdot L^{-1})$	WBC 悬液 / μl	AIM-V/ μl	WBC 浓度 / $(10^9 \cdot L^{-1})$	WBC 悬液 / μl	AIM-V/ μl
2.0	500	0	3.1	403	97	4.2	298	202
2.1	500	0	3.2	391	109	4.3	291	209
2.2	500	0	3.3	379	121	4.4	284	216
2.3	500	0	3.4	368	132	4.5	278	222
2.4	500	0	3.5	357	143	4.6	272	228
2.5	500	0	3.6	347	153	4.7	266	234
2.6	481	19	3.7	338	162	4.8	260	240
2.7	463	37	3.8	329	171	4.9	255	245
2.8	446	54	3.9	321	179	5.0	250	250
2.9	431	69	4.0	313	188	5.1	245	255
3.0	417	83	4.1	305	195	5.2	240	260

续表

WBC 浓度 / $(10^9 \cdot L^{-1})$	WBC 悬液 / μl	AIM-V/ μl	WBC 浓度 / $(10^9 \cdot L^{-1})$	WBC 悬液 / μl	AIM-V/ μl	WBC 浓度 / $(10^9 \cdot L^{-1})$	WBC 悬液 / μl	AIM-V/ μl
5.3	236	264	8.0	156	344	10.7	117	383
5.4	231	269	8.1	154	346	10.8	116	384
5.5	227	273	8.2	152	348	10.9	115	385
5.6	223	277	8.3	151	349	11.0	114	386
5.7	219	281	8.4	149	351	11.1	113	387
5.8	216	284	8.5	147	353	11.2	112	388
5.9	212	288	8.6	145	355	11.3	111	389
6.0	208	292	8.7	144	356	11.4	110	390
6.1	205	295	8.8	142	358	11.5	109	391
6.2	202	298	8.9	140	360	11.6	108	392
6.3	198	302	9.0	139	361	11.7	107	393
6.4	195	305	9.1	137	363	11.8	106	394
6.5	192	308	9.2	136	364	11.9	105	395
6.6	189	311	9.3	134	366	12.0	104	396
6.7	187	313	9.4	133	367	12.1	103	397
6.8	184	316	9.5	132	368	12.2	102	398
6.9	181	319	9.6	130	370	12.3	102	398
7.0	179	321	9.7	129	371	12.4	101	399
7.1	176	324	9.8	128	372	12.5	100	400
7.2	174	326	9.9	126	374	12.6	99	401
7.3	171	329	10.0	125	375	12.7	98	402
7.4	169	331	10.1	124	376	12.8	98	402
7.5	167	333	10.2	123	377	12.9	97	403
7.6	164	336	10.3	121	379	13.0	96	404
7.7	162	338	10.4	120	380	13.1	95	405
7.8	160	340	10.5	119	381	13.2	95	405
7.9	158	342	10.6	118	382	13.3	94	406

续表

WBC 浓度 / $(10^9 \cdot L^{-1})$	WBC 悬液 / μl	AIM-V/ μl	WBC 浓度 / $(10^9 \cdot L^{-1})$	WBC 悬液 / μl	AIM-V/ μl	WBC 浓度 / $(10^9 \cdot L^{-1})$	WBC 悬液 / μl	AIM-V/ μl
13.4	93	407	14.6	86	414	15.8	79	421
13.5	93	407	14.7	85	415	15.9	79	421
13.6	92	408	14.8	84	416	16.0	78	422
13.7	91	409	14.9	84	416	16.1	78	422
13.8	91	409	15.0	83	417	16.2	77	423
13.9	90	410	15.1	83	417	16.3	77	423
14.0	89	411	15.2	82	418	16.4	76	424
14.1	89	411	15.3	82	418	16.5	76	424
14.2	88	412	15.4	81	419	16.6	75	425
14.3	87	413	15.5	81	419	16.7	75	425
14.4	87	413	15.6	80	420	16.8	74	426
14.5	86	414	15.7	80	420	16.9	74	426

显微镜计数：细胞浓度与稀释关系表

显微镜 计数	WBC 悬液 / μl	AIM-V/μl	显微镜 计数	WBC 悬液 / μl	AIM-V/μl
50	500	0	55	455	45
60	417	83	65	385	115
70	357	143	75	333	167
80	313	188	85	294	206
90	278	222	95	263	237
100	250	250	105	238	262
110	227	273	115	217	283
120	208	292	125	200	300
130	192	308	135	185	315
140	179	321	145	172	328
150	167	333	155	161	339

续表

显微镜计数	WBC 悬液 /μl	AIM-V/μl	显微镜计数	WBC 悬液 /μl	AIM-V/μl
160	156	344	165	152	348
170	147	353	175	143	357
180	139	361	185	135	365
190	132	368	195	128	372
200	125	375	205	122	378

16 用 AIM-V 培养基调节样本细胞浓度至 25 万个细胞 /ml。

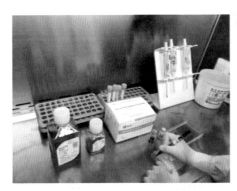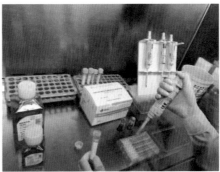

17 打开 96 孔板按照阴性对照孔、检测孔、阳性对照孔顺序做好标记,分别在三个孔中加入 100μlAIM-V 培养基、100μl 结核杆菌特异抗原和 100μl 阳性刺激物,每孔中再加入 100μl 混匀的细胞悬液。

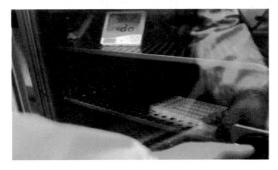

18 将 96 孔板放入细胞培养箱中,培养 18~20 小时(注意培养板不要堆叠,不能晃动,水平放置)。

三、实验操作(第二天)

1 将实验所需要的试剂平衡至室温。

2 洗板

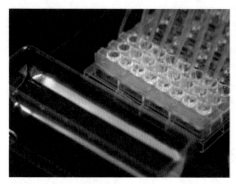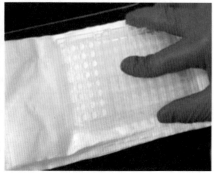

取出培养后的 96 孔板甩出板内液体,每孔加入 300μl 稀释好的洗液,浸泡 20~30 秒后弃去,洗涤 5~6 次,最后一次洗涤后将板内残留洗液在吸水纸或者毛巾上扣干。

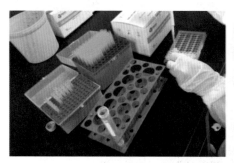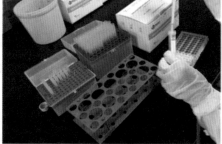

3 按照稀释比例配制所需酶标抗体工作液,每孔加入 100μl,室温孵育 1 小时(稀释好的酶标抗体工作液仅限当日使用)。

4 弃去酶标抗体工作液,洗涤 96 孔板(洗板方法同上)。

5 每孔加入 100µl 底物显色液,室温避光孵育 7 分钟。

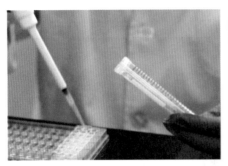
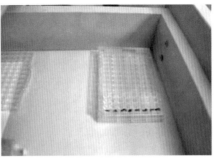

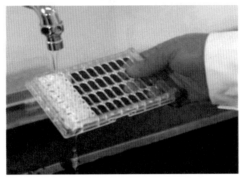

6 弃去底物显色液,纯化水终止反应,将 96 孔板在吸水纸或者毛巾上扣干,放在通风处干燥 1 小时。

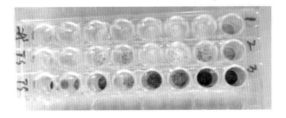

7 计数每个孔内,清晰有晕核的斑点。

8　计数时可用酶联斑点分析仪或者显微镜进行计数。

（1）酶联斑点分析仪计数。

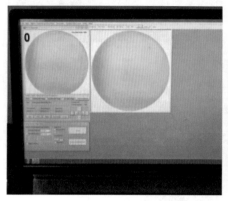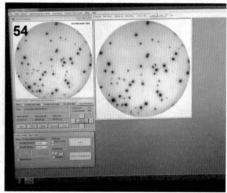

酶联斑点分析仪进行斑点计数

（2）显微镜计数

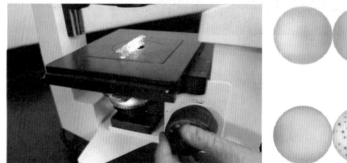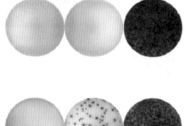

显微镜进行斑点计数

参考文献

［1］ WORLD HEALTH ORGANIZATION. Guidelines for intensified tuberculosis case-finding and isoniazid preventive therapy for people living with HIV in resource-constrained settings [M]. Geneva: World Health Organization Copyright, 2011.

［2］ AKOLO C, ADETIFA I, SHEPPERD S, et al. Treatment of latent tuberculosis infection in HIV infected persons [J]. Cochrane Database Syst. Rev., 2010,(1): CD000171.

［3］ RANGAKA MX, WILKINSON RJ, BOULLE A, et al. Isoniazid plus antiretroviral therapy to prevent tuberculosis: a randomised double-blind, placebo-controlled trial [J]. Lancet, 2014, 384 (9944): 682-690.

［4］ DANEL C, MOH R, GABILLARD D, et al. A Trial of Early Antiretrovirals and Isoniazid Preventive Therapy in Africa [J]. N. Engl. J. Med., 2015, 373 (9): 808-822.

［5］ BADJE A, MOH R, GABILLARD D, et al. Effect of isoniazid preventive therapy on risk of death in west African, HIV-infected adults with high CD4 cell counts: long-term follow-up of the Temprano ANRS 12136 trial [J]. Lancet Glob Health, 2017, 5 (11): e1080-e1089.

［6］ WORLD HEALTH ORGANIZATION. Guidelines for intensified tuberculosis case-finding and isoniazid preventive therapy for people living with HIV in resource-constrained settings [M]. Geneva: World Health Organization, 2011.

［7］ GETAHUN H, SCULIER D, SISMANIDIS C, et al. Prevention, diagnosis, and treatment of tuberculosis in children and mothers: evidence for action for maternal, neonatal, and child health services [J]. J. Infect. Dis., 2012, 205 (Suppl 2): S216-S227.

［8］ ZAR HJ, COTTON MF, STRAUSS S, et al. Effect of isoniazid prophylaxis on mortality and incidence of tuberculosis in children with HIV: randomised controlled trial [J]. BMJ, 2007, 334 (7585): 136.

［9］ GRAY DM, WORKMAN LJ, LOMBARD CJ, et al. Isoniazid preventive therapy in HIV-infected children on antiretroviral therapy: a pilot study [J]. Int. J. Tuberc. Lung Dis., 2014, 18 (3): 322-327.

［10］ FRIGATI LJ, KRANZER K, COTTON MF, et al. The impact of isoniazid preventive therapy and antiretroviral therapy on tuberculosis in children infected with HIV in a high tuberculosis incidence setting [J]. Thorax, 2011, 66 (6): 496-501.

［11］ YANG CH, CHAN PC, LIAO ST, et al. Strategy to better select HIV-infected individuals for latent TB treatment in BCG-vaccinated population [J]. PLoS One, 2013, 8 (8): e73069.

［12］ 周林, 刘二勇. 国内外 Mtb 与 HIV 双重感染防治进展与展望 [J]. 中国防痨杂志, 2014, 36 (9): 802-805.

［13］ WORLD HEALTH ORGANIZATION. Guidelines on the management of latent tuberculosis infection [M]. Geneva: World Health Organization, 2015.

［14］ WORLD HEALTH ORGANIZATION. Latent tuberculosis infection: updated and consolidated guidelines for programmatic management [M]. Geneva: World Health Organization, 2018.

［15］ BAMRAH S, BROSTROM R, DORINA F, et al. Treatment for LTBI in contacts of MDR-TB patients, Federated States of Micronesia, 2009-2012 [J]. Int. J. Tuberc. Lung Dis., 2014, 18 (8): 912-918.

［16］ SCHAAF HS, GIE RP, KENNEDY M, et al. Evaluation of young children in contact with adult multidrug-resistant pulmonary tuberculosis: a 30-month follow-up [J]. Pediatrics, 2002, 109 (5): 765-771.

［17］ SUN L, QI X, GUO Y, et al. Tuberculosis infection screening in children with close contact: a hospital-based study [J]. BMC Infect. Dis., 2021, 21 (1): 815.

［18］ GUO J, YANG M, WU Z, et al. High incidence and low case detection rate among contacts of tuberculosis cases in Shanghai, China [J]. BMC Infect. Dis., 2019, 19 (1): 320.

［19］ BAO H, LIU K, WU Z, et al. Tuberculosis outbreaks among students in mainland China: a systematic review and meta-analysis [J]. BMC Infect. Dis., 2019, 19 (1): 972.

［20］ 王黎霞, 成诗明, 陈明亭, 等. 2010 年全国第五次结核病流行病学抽样调查报告 [J]. 中国防痨杂志, 2012, 34 (8): 485-508.

［21］ YE L, CHAPMAN TP, WEN Z, et al. Targeted versus universal tuberculosis chemoprophylaxis in 1968 patients with inflammatory bowel disease receiving anti-TNF therapy in a tuberculosis endemic region [J]. Aliment. Pharmacol. Ther., 2021, 53 (3): 390-399.

［22］ CHAN AC, LO CM, NG KK, et al. Implications for management of Mycobacterium tuberculosis infection in adult-to-adult live donor liver transplantation [J]. Liver Int, 2007, 27 (1): 81-85.

［23］ LUI SL, TANG S, LI FK, et al. Tuberculosis infection in Chinese patients undergoing continuous ambulatory peritoneal dialysis [J]. Am. J. Kidney Dis., 2001, 38 (5): 1055-1060.

［24］ 梁倩, 龙莹, 李蕊丹, 等. 四川省某院矽肺住院患者流行病学特征及结核潜伏感染率分析 [J]. 现代预防医学, 2021, 48 (15): 2730, 2733, 2754.

［25］ XIN H, ZHANG H, YANG S, et al. 5-Year Follow-up of Active Tuberculosis Development From Latent Infection in Rural China [J]. Clin. Infect. Dis., 2020, 70 (5): 947-950.

［26］ GAO L, ZHANG H, XIN H, et al. Short-course regimens of rifapentine plus isoniazid to treat latent tuberculosis infection in older Chinese patients: a randomised controlled study [J]. Eur. Respir. J., 2018, 52 (6): 1801470.

［27］ ZHANG H, XIN H, WANG D, et al. Serial testing of Mycobacterium tuberculosis infection in Chinese village doctors by QuantiFERON-TB Gold Plus, QuantiFERON-TB Gold in-Tube and T-SPOT. TB [J]. J. Infect., 2019, 78 (4): 305-310.

［28］ HE G, LI Y, ZHAO F, et al. The Prevalence and Incidence of Latent Tuberculosis Infection and Its Associated Factors among Village Doctors in China [J]. PLoS One, 2015, 10 (5): e0124097.

［29］ 耿梦杰, 宋渝丹, 熊勇超, 等. 结核菌素皮肤试验和 γ 干扰素释放试验检测 917 名医务人员结核分枝杆菌感染一致性的比较分析 [J]. 中国防痨杂志, 2014, 36 (2): 121-125.

［30］ 成君, 赵飞, 夏愔愔, 等. 既往结核病患者中肺结核患病状况及发现策略研究 [J]. 中国防痨杂志, 2015, 37 (10): 1024-1029.

［31］ 严碧涯, 端木宏谨. 结核病学 [M]. 北京: 北京出版社, 2001.

［32］ 马屿, 朱莉贞, 潘毓萱. 结核病 [M]. 北京: 人民卫生出版社, 2006.

［33］ 陈新谦, 金有豫, 汤光. 新编药物学 [M]. 北京: 人民卫生出版社, 2002.

［34］ 成诗明, 周林, 赵顺英, 等. 中国儿童结核病防治手册 [M]. 北京: 人民卫生出版社, 2017.

［35］ BUTOV D A, EFREMENKO Y V, PRIHODA N D, et al. Randomized, placebo-controlled Phase II trial of heat-killed Mycobacterium vaccae (Immodulon batch) formulated as an oral pill (V7)[J]. Immunotherapy, 2013, 5 (10): 1047-1054.

［36］ 肖彤洋, 李晓琴, 闫宇涵, 等. 母牛分枝杆菌与结核分枝杆菌和卡介苗的交叉免疫应答研究 [J]. 中华微生物学和免疫学杂志, 2019, 39 (3): 212-216.

［37］ 唐神结. 临床结核病学 [M]. 北京: 人民卫生出版社, 2011: 191-200.

［38］ 马屿. 结核病 [M]. 北京: 人民卫生出版社, 2006: 568-570.

［39］ 范琳, 肖和平. 耐药结核病化疗过程中药品不良反应处理的专家共识 [J]. 中国防痨杂志, 2019 (6): 591-603.

［40］ 中国疾病预防控制中心. 中国结核病防治规划系列监控与评价指标 [M]. 北京: 中国协和医科大学出版社, 2010.

［41］ 中国疾病预防控制中心结核病预防控制中心. 中国结核病防治工作技术指南 [M]. 北京: 人民卫生出版社, 2021.